Protocolo da Acne Volume 1

Published by Francisco Alcaina at Smashwords

Dedico este livro a todas as pessoas que, como meu filho, sofrem deste problema e decidiram deixá-lo para trás definitivamente.

Não posso deixar de agradecer minha esposa o apoio durante o problema de meu filho e a grande ajuda psicológica que lhe deu.

A atual felicidade compensa nossos esforços.

Muito grato a meus filhos Irene e Gerard por sua compreensão e carinho.

Acaba com o Acne

Protocolo completo que elimina a acne agindo do interior de seu corpo.

Volume 1

Capítulo 1 - Introdução

Bem-vindo.

Se você sofre de acne, que pode ser muito perturbador e que influencia sua vida diária de um modo muito intenso, do medo a se aproximar alguém que você gosta, até a ideia que todos olham para você por seu aspecto.

Você não deve se preocupar, aqui eu lhe explicarei o sistema para acabar com a obstinada acne e evitar que se reproduza por toda a sua face. Com este guia acabará com qualquer tipo de acne, seja qual for a extensão e tipo de pele.

Você só deve ter certeza de seguir o protocolo e conseguirá os resultados desejados. A acne pode ser tratada de um modo natural e permanente, sem medicamentos ou cremes caros e sem tratamentos dolorosos ou longos tratamentos químicos.

Sim, você pode consegui-lo!

Eu escrevi este livro depois de procurar e investigar muito para ajudar meu filho com a acne violenta dele, ele o tem eliminado definitivamente e alcançou o objetivo, eu me comprometi com ele a compartilhar o sistema com outras pessoas que sofrem do mesmo problema. Eu espero que este livro ajude muitas pessoas a eliminar sua acne, é um problema que normalmente surge em uma fase muito sensível da vida e que pode marcar a pessoa permanentemente, tanto físico como mentalmente.

Neste sistema não são usados medicamentos ou cremes caros. Com ele você poderá se libertar de uma vez por todas da acne e desfrutar novamente da vida sem se preocupar com suas perturbações.

Sobre o Protocolo

Nós veremos e meditaremos sobre algumas das razões para seguir este sistema, que eu acredito que trabalha maravilhosamente, se funcionou com meu filho (e os amigos dele) também o fará com você.

Este é um protocolo que provou ser efetivo em todos os casos.

Para fazer isso você deve seguir o protocolo, sem dúvidas e sem pular qualquer passo, você deve seguir as instruções à risca e alcançar os resultados desejados. A maioria dos sistemas ou tratamentos que meu filho utilizou anteriormente eram orientações simples que não indicavam claramente o que fazer, quando, quanto tempo, etc. Assim, neste livro eu vou explicar em detalhe cada passo para fazer, para não ter dúvidas de que podem impedir a implementação do protocolo. Assim eu vou lhe ensinar como, quando e por que fazê-lo dessa maneira em vez de outra.

Todas as indicações são baseadas nas experiências de meu filho, que sofreu muito com esse problema até que milagrosamente encontrou como eliminar a acne total e permanentemente.

Neste guia eu vou lhe explicar essas experiências e os espetaculares resultados do protocolo. Conheço muitas pessoas que lutaram por muitos anos contra a doença, com centenas de visitas a médicos especialistas, tratamentos dolorosos e incômodos e muito dinheiro gasto.

No entanto, este protocolo não é baseado em fantasias teóricas ou pesquisas sem resultados, é baseado na realidade, o que realmente funciona em pessoas, não somos coelhos com quem os laboratórios podem experimentar os seus produtos.

Assim este sistema funciona e é baseada na realidade das pessoas, o que realmente funciona, e não em experiências ou teorias de cientistas que tentam ganhar prestígio à custa das pessoas que sofrem com este problema. Depois de iniciar por conta própria a procura de soluções para o problema da acne descobri como fazê-lo, o principal problema foi que meu filho e seu amigo iniciaram o programa, eles deixaram de lado cremes e medicamentos caros que o dermatologista lhes tinha prescrito e confiaram na sua força de vontade e no sistema.

Este sistema funciona, mas se você é uma pessoa muito negativa com tratamentos naturais é melhor não o iniciar, a mente humana é a mais poderosa droga que existe e se bloqueia a opção de cura, você nunca vai se curar da acne.

Sabemos que por trás dos anúncios de cremes e produtos anti-acne há uma indústria inteira, composta por laboratórios e médicos, que ganham um monte de dinheiro com os produtos, por prescrição e que realmente não curam o problema, apenas o mantem controlado esteticamente, deixando os doentes gastar grandes quantias de dinheiro, desnecessário. Este programa não é nada disso, é um sistema simples para eliminar a acne, feita com base na experiência própria na família e que funciona na maioria dos casos de parentes e amigos que já experimentaram. A verdade é que nem eu nem ninguém da minha família antes se preocupou em procurar uma solução natural para esse problema, apenas a confiança nas soluções médicas e químicas.

Por isso neste protocolo não deve buscar a melhoria estética, o objetivo é equilibrar o seu corpo internamente, porque o resultado externo, como a acne, é um reflexo de problemas internos.

Portanto, para eliminar a acne a partir da raiz é necessário antes o equilíbrio corporal. Agora você sabe que a acne não é simplesmente um problema estético e cosmético, apesar do que laboratórios e médicos querem que você acredite. Não é um simples problema da pele. Neste protocolo se aprofunda na sensibilização do próprio corpo, o equilíbrio necessário para restaurar e manter a sua saúde e evitar qualquer doença, não apenas a acne.

Este protocolo não é apenas sobre nutrição, é muito mais completo.

Neste protocolo é incluído nutrição e limpeza interna, limpeza de órgãos e planos para a reconstrução, através de dieta, mente e estilo de vida, com programas para regular a atividade hormonal e excelentes procedimentos para o cuidado da pele. Podemos dizer que é a solução perfeita para o seu problema de acne.

Neste protocolo, não se confunde as pessoas entre cuidados da pele e cura da acne, coisas muito diferentes.

Devem levar em conta que são objetivos diferentes procurar a causa da acne e tratar a acne externamente para a melhora cosmética, até que ocorra a cicatrização interna completa. Se você já tem acne, durante o protocolo, você deve manter um nível de PH da pele equilibrado, você deve evitar a infecção, você deve evitar apertar os poros e não deve remover espinhas com as mãos ou dedos, você deve evitar a propagação da infecção externa. Você deve seguir este protocolo, que inclui todos os tratamentos para o cuidado da pele. Para curar permanentemente a acne deve evitar a expansão das áreas ainda não infectadas externamente. Este protocolo o garante que a acne vai desaparecer e não se estender.

Este protocolo não tenta dar-lhe uma solução temporária para seu problema de acne, é uma solução definitiva.

É uma solução permanente que também lhe permite manter um estilo de vida saudável para o resto de sua vida. É muito comum pensar que a acne pode ser curada simplesmente, eliminando as bactérias da acne. Nem a acne é curada usando simples tratamentos de pele. A realidade é que o uso de produtos que limpam a pele, todos nós sabemos que isso é temporário, e que a acne vai voltar em breve se continuarmos com os mesmos hábitos alimentares. Há muitos produtos dietéticos que prometem curar a acne através da dieta, mas tudo que você vai ganhar com estes tratamentos é uma depressão e gastar um monte de dinheiro inutilmente. Realmente a única maneira de se livrar permanentemente da acne é adotar novos hábitos e mantê-los, não existem milagres, desculpe. Eu sei que no início do protocolo vai se sentir um pouco desconfortável, mas você em breve vai se acostumar com sua nova rotina e será cada vez mais fácil, natural e até divertido.

É um protocolo muito fácil de seguir.

É incrível a quantidade de informações sobre o assunto que podem ser encontradas na internet, por isso sei que você pode se sentir oprimido por tantas teorias contraditórias e que realmente não esclarecem a questão, o que eles fazem é deixá-lo sem uma solução clara e fundamentada. Então, seguindo a experiência do meu filho e seu amigo eu decidi publicar este protocolo, não tenho a intenção de vender milhões de cópias e ganhar dinheiro, apenas ajudar pessoas como meu filho que sofrem com o problema, eu tive um tempo difícil vendo ele sofrer com os tratamentos médicos e cremes inúteis. A experiência me ensinou que, para alcançar e manter os melhores resultados do tratamento deve ser fácil de fazer.

É por isso que você vai achar que é muito fácil para seguir.

Este protocolo é um sistema único para eliminar a acne, que vai ajudar na cura e na prevenção. Em minhas pesquisas na Internet para tentar resolver o problema da acne do meu filho eu achei apenas programas caros que oferecem apenas promessas, nenhuma realidade. O protocolo fornecido aqui é a solução perfeita para sua acne, não quero me enriquecer com seu problema, ou ser um escritor famoso, apenas quero ajudá-lo com o problema e sentir orgulho de ajudar você. Minha maior alegria é o seu sucesso e saber que o conhecimento adquirido serviu para eliminar sua acne rapidamente e sem causar-lhe problemas financeiros ou pessoais. A maioria dos amigos, colegas e vizinhos que testaram o protocolo antes deste livro estão ajudando outras pessoas com a sua própria experiência e os resultados. O grande número de pessoas que me perguntaram e procuraram minha ajuda me fez compartilhar o protocolo publicamente, encontrar o meio para ajudar tantas pessoas quanto possível foi publicar este livro, econômico e acessível. Se você não pode comprá-lo a baixo custo, pode me solicitar uma cópia gratuita, sem demora vou enviar-lhe um código de download gratuito, o objetivo é resolver o seu problema. Eu ficarei feliz em ajudar você.

A história do protocolo

Meu filho Gerard sofreu de acne grave desde os 13 anos. Sofri acne na minha juventude, mas não o experimentei duma maneira tão intensa e violenta como o meu filho, e agora compreendo profundamente a situação em que você se encontra agora, e honestamente, eu sinto sua dor.

Como você já passei por desespero, frustração, vergonha, dor e culpa que eu sentia pelo meu filho todos os dias quando ele saia para a escola, a faculdade, nas suas relações com meninas, etc.

O tipo de acne que sofria é uma forma muito grave da acne vulgaris. Na sua pior época as bochechas estavam cobertas com grandes nódulos dolorosos, que sob a pele eram duros. Teve cistos no pescoço, nos lados do nariz e em várias partes da parte superior das costas. As pessoas que nunca tiveram essas desagradáveis protuberâncias em sua pele não conseguem entender como é fisicamente doloroso e como isso afeta emocional e mentalmente.

Ele era propenso a surtos inesperados que o afetaram profundamente em suas relações com os outros. Desde que a acne afetou ele, meu filho nunca teve o que se pode chamar uma adolescência normal. Durante a maior parte de sua adolescência ele se sentiu observado pelos outros.

A maior parte de sua adolescência preferiu ficar em casa. Ele evitou encontros sociais, sempre temendo um olhar grosseiro na rua ou no supermercado.

Apenas um par de bons amigos o apoiaram, que sabiam o suficiente para ver quem era ele, além de sua aparência. Eles foram encorajadores, mas esse estímulo não ajudou meu filho com a sua imagem e a crescente insegurança.

Ele tentou todos os medicamentos, os tratamentos encontrados, mas só serviu para gastar dinheiro. Todos os limpadores, vitaminas e outros que anunciam na TV, em revistas, os que o médico recomendou, etc.

A experiência médica quase não resolveu nada, apenas escondeu um pouco a aparência da pele, mas as promessas do médico nunca foram cumpridas. Apesar de tentar, não funcionou nenhum dos tratamentos, cremes, medicamentos que foram prescritos, foi apenas uma despesa enorme e que causou muita frustração e decepção, uma vez que nenhum teve qualquer resultado eficaz em médio-longo prazo. Alguns destes tratamentos químicos médicos o que fizeram foi deixar muito pior a aparência física e não resolveu nada, meu filho ficou preso em casa, uma vez que a depressão atacou fortemente.

Acabou percebendo que a medicina tradicional pouco podia fazer por ele, então começou a procurar ajuda em outros tipos de tratamentos, tais como dieta, métodos nutricionais, homeopáticos, terapias a laser e até mesmo hipnose. Alguns tinham um ligeiro efeito estético positivo, mas, infelizmente, era apenas por um curto período de tempo que meu filho recuperou a esperança, mas apenas durante a duração do tratamento. Nada funcionou, pelo contrário, parecia que a acne era permanente e iria piorar ao longo do tempo.

Em muitas ocasiões, ele confessou que estava muito cansado do problema e estava quase desistindo de tentar eliminar sua acne. Sentia como se a acne fosse parte dele, algo natural, como o tamanho de seus pés ou a cor do cabelo, que era parte dele e que nunca poderia remover. Na verdade, por minhas conversas com ele, eu sabia que ele nunca poderia aceitá-lo, que não renunciaria e que entendia que a acne é uma doença e que nunca deve ser aceita como uma parte natural da vida. Ele sabia que ele iria encontrar uma solução e me pediu ajuda para encontrá-la, para mim foi como uma lufada de ar fresco, poderia finalmente ajudar o meu filho e sem aparentemente obrigá-lo a submeter-se a um tratamento.

Compreender que a solução devia ser diferente de aquelas existentes no mercado foi o primeiro passo, escapar da publicidade e pressão das farmacêuticas

e falar francamente com o médico sobre essa
decisão.

Objetivo: Remover a Acne Permanentemente

Eu sempre pensei que no passado podemos achar
uma solução natural a quase todos os problemas
leves de saúde, sabemos que a cirurgia as vezes é
difícil de evitar, mas os tratamentos de pele e outras
doenças menores são curáveis com produtos
naturais, aqueles que utilizou a minha avó, agora de
90 anos de idade. Toda noite eu falo com ela e
sempre me conta histórias de como ela curou as
espinhas na pele com folhas de uma planta, que eu
não encontrei ainda, ela vivia em uma região muito
ao norte e a planta cresce apenas lá. Em suas
memórias, falou sempre dos milagres das plantas
medicinais e como elas afetam o corpo humano. Ela
me explicou tudo em grande detalhe, bom o que ela
lembra, incluindo a sua própria experiência pessoal
com doenças de pele graves e alguns distúrbios
digestivos graves sofridos. Ela sempre me diz que
ela curou-se usando métodos naturais, plantas e
protocolos de sua avó, ela simplesmente os
incorporou em sua rotina diária, que é o mais
importante.

Eu sempre ouvia com muito cuidado e tomei nota do
que ela me diz e dos tratamentos, embora os nomes

podem ser diferentes agora, eu pesquiso na Internet ou pergunto nas lojas de produtos naturais, há sempre alguém que o conhece. Passei muitas horas ouvindo explicar seus tratamentos naturais de saúde e de bem-estar. Ver minha avó de 90 anos com essa vitalidade é um verdadeiro privilégio. É uma mulher alta e bonita, com uma postura corporal vertical, quase sem rugas profundas sobre seu rosto. Normalmente se veste bem, não usa óculos, fala fluentemente, parece ter uma mente clara e mantém todos os sentidos perfeitamente. Ela vive na parte norte da cidade, com minha tia, em uma casa com um bonito jardim, no topo da colina.

Me disse, a acne é um sinal exterior de um importante desequilíbrio interno no corpo.

Fala com entusiasmo sobre os milagres dos métodos naturais, observando que o verdadeiro segredo para curar praticamente qualquer doença é a aplicação de uma combinação desses métodos, mas em uma ordem específica. Ela diz que usa esses métodos naturais por décadas, e esta é a razão de que não sofreu qualquer doença grave durante os últimos 40 anos. Ele também diz que influencia fortemente caminhar e tomar sol todas as manhãs e como ela trabalha um pouco em seu jardim, mas apenas algumas horas por dia e com a ajuda de sua neta mais velha.

Sempre que falei da acne do meu filho repetiu as mesmas frases que foram intrigantes para mim. Era alguma coisa assim: A acne é um sinal de alerta de um desequilíbrio significativo no corpo e a acne é uma mensagem do seu corpo de que algo está errado dentro.

No final das conversações minha avó sempre quis saber que eu pretendia fazer com o problema do meu filho e me disse sorrindo: Olha, eu tenho muitos planos, mas, basicamente, o primeiro é para viver tanto quanto possível para compartilhar minha vida com a família.

Minha avó sempre fala com tanta paixão e parece tão jovem e vital, que as duas frases repetidas uma e outra vez foram o principal gatilho da minha busca longa e frutífera para uma cura definitiva para a acne.

Você Também Pode Consegui-lo

Meu filho está agora com 23 anos e tem acne, há mais de sete anos. Seus sonhos se tornaram realidade e está feliz. Se formou em Engenharia Civil e se casou com uma mulher bonita e tem um filho lindo, que é a maior alegria da minha vida. Sua pele é praticamente perfeita e leva uma vida rica, completa e normal.

Muitas pessoas que leram este livro ou já seguiram os métodos descritos neste protocolo são a prova de que a acne pode ser eliminada para sempre. Essas pessoas são a prova viva de que se livrar da acne, mesmo nos casos mais graves, não é ficção científica. Um protocolo eficaz não precisa ser caro ou envolver grandes quantidades de comprimidos ou vitaminas, ou gastar grandes quantias de dinheiro em todos os tipos de loções, cremes e pomadas, que apenas mascaram os sintomas da acne. Realmente a acne é uma doença que tem sintomas muito irritantes e esteticamente horríveis, mas não é uma doença incurável ou sem solução.

Este protocolo resultou da minha intensa busca por uma cura para o meu filho, durante anos pesquisando e estudando intensamente e agora, com base na experiência pessoal e os conselhos de minha avó eu posso oferecer aos leitores que, se querem, podem enviar os seus comentários e sugestões para melhorar o protocolo. Eliminar a acne e limpar a pele é algo que vai conseguir naturalmente. Você pode facilmente conseguir, mas como tudo na vida exige dedicação, persistência e paciência.

O que eu descobri durante a minha pesquisa pessoal eu expressei neste livro, na forma de protocolo, no entanto, cada pessoa o pode adaptar às suas necessidades ou alergias. Uma das coisas mais importantes que aprendi com minha avó sobre o tratamento da acne é que não pode ser curada com um protocolo que afeta apenas os sintomas e não aprofunda no problema interno da pessoa. A solução da acne, a longo prazo e permanente é uma combinação de ações, que, juntas, levam à prevenção e eliminação definitiva.

O protocolo é muito fácil de entender e é composto por vários métodos que podem já ter ouvido antes, mas o que realmente importa é como seguir cada etapa e qual é a ordem e a combinação certa. Este protocolo é muito simples, mas muito eficaz, muito impressionante. Minha avó me disse quando eu expliquei os primeiros resultados do meu filho, muitas vezes as grandes coisas vêm de ações simples.

É um protocolo que realmente funciona, sem dúvida. A experiência na minha família tem sido maravilhosa e os resultados falam por si, não deixe que ninguém ao redor com acne sofra mais. Antes de me decidir publicar este livro para ajudar o máximo de pessoas possíveis, eu compartilhei o protocolo com a minha família, amigos, faculdade e centenas de vizinhos que procuram ajuda para o seu problema da acne, quase me fiz famoso na cidade, apesar de que isso não gostou a os médicos, no entanto, todos tiveram uma mudança notável em seu problema de acne e tiveram que reconhecer isso. Outros reconheceram publicamente o impacto positivo no seu bem-estar mental e emocional e que causou que muitas pessoas tentaram entrar em contato comigo pessoalmente. Honestamente, eu não gosto muito de ter sempre estranhos na minha porta, eu sou uma pessoa muito tímida, embora essa situação me levou a escrever este livro e poder ajudar a cada uma dessas pessoas. Eu convido você para experimentar o protocolo, que pode oferecer-lhe uma vida melhor, uma vida livre da acne, uma vida plena sem trauma ou vergonha de mostrar o seu rosto.

Aproveite Plenamente o Protocolo

O que ofereço neste livro é uma visão natural e completa para o tratamento da acne. Este protocolo é para você, que sofre com a acne, que não quer mais os tratamentos convencionais e seus efeitos colaterais horríveis, que quer tratar a acne naturalmente, em longo prazo e eliminar a acne permanentemente.

O protocolo não está limitado a algumas pessoas ou alguma forma de acne, funciona em todos os tipos e graus de acne. É destinado a pessoas com diferentes tipos de acne na pele, com diferentes condições ou pessoas que simplesmente querem melhorar a aparência da sua pele e se sentir mais jovem.

O protocolo vai deixar sua pele sem acne de uma abordagem que trata o corpo como um todo, limpo a partir do interior, que irá ajudá-lo a voltar aos níveis normais de funcionalidade, permitindo a pele curar-se desde o interior.

Espero que com a leitura deste livro você alcança grandes mudanças em sua vida. Mas se você está lendo isto, é que você está determinado a mudar e melhorar a sua acne.

Se você decidiu seguir o protocolo à risca, você vai conseguir não só a pele saudável, sem manchas ou espinhas, também irá melhorar como pessoa. Você vai se sentir mais jovem, mais saudável e forte. Você pode superar muitas outras doenças e problemas que você teve antes do protocolo, tais como prisão de ventre, obesidade, erupções cutâneas, etc. Você vai ter sucesso sem os efeitos colaterais horríveis dos tratamentos químicos convencionais. O protocolo elimina os fatores profundos que levam à acne, conseguindo assim um verdadeiro sucesso e definitivo.

Com o protocolo para o meu filho passei muitos anos pesquisando, pesquisa e análise de informações sobre a acne, bem como experimentar com ele todas as soluções naturais disponíveis.

Durante esse tempo foi eliminado o que não funciona e manteve o eficaz. Então eu combinei todos os conhecimentos adquiridos com outros métodos para a acne, criando o protocolo atual.

Como já mencionado, este protocolo da acne não é um processo curto. Ele requer persistência e paciência, sem a qual é melhor não o iniciar. Os primeiros resultados visíveis, só aparecem depois de 4 ou 6 semanas de tratamento. No entanto, devemos ter em mente que cada pessoa é diferente e alguns se adaptam e reagem mais rápido a tratamentos do que outros. Os resultados podem variar em indivíduos com diferentes tipos de pele e gravidade da acne e sensibilidade a alimentos.

Note-se que leva algum tempo para o corpo se curar a si mesmo e você deve tomar alguns cuidados para manter as coisas sob controle.

A persistência e acreditar que o protocolo irá funcionar são vitais para o sucesso e eliminar sua acne. No entanto, para completar o protocolo e manter os resultados, você deve seguir todos os passos do protocolo como escritos. Você deve entender que se não seguir corretamente os passos, só obterá resultados a curto prazo. A combinação de todos os passos do protocolo é a única maneira de obter uma pele sem acne.

O livro é dividido em capítulos.

Os capítulos 1-2 se destinam a fornecer conhecimentos básicos sobre a acne. É onde eu vou discutir os vários tratamentos da acne, motivação mental apropriada, as diferenças cruciais entre a medicina convencional e as naturais e fatores reais envolvidos na formação da acne.

No capítulo 3, vou revelar a solução completa, passo a passo, para a acne.

Mini protocolo rápido. Desenvolvido especialmente para pessoas ocupadas que não têm tempo, mas quer ver resultados o mais rapidamente possível e para pessoas com acne muito leve. Não é uma solução rápida que trabalhe sempre em casos graves, mas é prático e fácil de seguir.

Nos capítulos 4-8 estão os detalhes de cada passo prático do protocolo, com todos os detalhes de por que, quando e como seguir cada etapa.

Este livro também contém informações valiosas, tanto teórica como prática, para fornecer ao leitor uma visão clara e coerente da doença e o que fazer para eliminar seus sintomas. Então, você se torna uma pessoa mais informada, mais motivada e focada em alcançar seu objetivo, que é eliminar os fatores que causam a acne e manter a pele limpa, com todos seus benefícios.

Em primeiro lugar você tem que ter paciência, os resultados não aparecem de um dia para o outro. Todas as informações dos primeiros capítulos serão vistas no final. Ao iniciar a leitura você pode se sentir sobrecarregado com tanta informação. Não se preocupe, isso é normal, acontece sempre e é temporário. Os capítulos estão nessa ordem por uma razão. É melhor ler o livro completamente antes de iniciar o protocolo. Isto lhe dará uma visão completa e, gradualmente, finalmente se encaixam. Preste atenção para não perder muito tempo em por que é necessário ou por que fazer isso ou aquilo e em uma determinada ordem, ou você perderá informações essenciais necessárias para concluir com êxito o protocolo.

A intenção é que este livro seja simples e direto. Eu tentei usar poucas palavras e usar linguagem coloquial para torná-lo leitura mais fácil, divertida e compreensível. Além disso, o livro contém muitos termos que você pode pesquisar na internet, estar conectados à Internet enquanto a leitura é uma boa ideia.

Se você quer ter sucesso é importante se comprometer a realizar o tratamento e fixar prazos para seus objetivos. Sem vontade forte, um prazo e a motivação e dedicação adequada para eliminar a sua acne, você vai obter resultados leves e em curto prazo. É aconselhável seguir o protocolo como foi projetado, a fim de se livrar da acne de forma eficaz. É, portanto, muito importante a preparação mental antes de iniciar o protocolo, para não desistir.

Eu recomendo que antes de iniciar o protocolo fazer uma foto de sua pele e mantê-la em um lugar acessível. Algumas pessoas até mesmo criam um registro da acne diariamente, para ver o progresso do protocolo, onde eles expressam suas emoções gerais. Você pode tirar fotos no início ou no final de cada semana e incluí-las em seu registro, para ver o progresso do protocolo. É normal que nos casos em que a intoxicação e desequilíbrios internos são graves, a pele pode parecer pior no início, isso é normal e é temporário, devido à dura batalha nas camadas internas da pele. Não se preocupe, isso é normal e é temporário. Seja paciente e mantenha a fé. A espera e paciência vale a pena, eu lhe asseguro. Eu garanto!

Preparação a Nível Mental

Nesta fase você deve perguntar-se:

Como é importante para você ter um rosto sem acne? Você está disposto a fazer o esforço e fazê-lo?

Ao ler este livro, você vai perceber que a eliminação da acne é um processo bastante exigente, que requer persistência e vontade de mudar consideráveis. Você tem que mudar seus hábitos alimentares, substituindo velhas rotinas familiares por outras, reduzir ou suprimir os alimentos prejudiciais, mas que você gosta muito.

Pode não ser fácil,

Você acha que vale a pena?

A minha resposta é clara,

Sim, vale a pena!

A verdade é que a partir de sua visão atual não é difícil pensar, quando você ler o livro, O que diz este homem? Eliminar o açúcar? Deve ser louco este homem!

Eu não vou mudar a minha vida para eliminar a acne! Assim reage uma pessoa que é viciada em açúcar, quando se diz para parar de tomá-lo. Incluindo eu mesmo. Somos todos escravos do vício em gordura, açúcar e todos os tipos de comida lixo e muitos outros hábitos alimentares que nos causam grande satisfação, e nos levam a pensar que estamos indefesos ou emocionalmente vazios sem eles. Somente depois de superar esses obstáculos de dependência e mudar a maneira de vê-los, você vai ver o absurdo que era e como você estava escravizado. Sim, você vai reduzir o consumo de açúcar branco, e em vez disso você vai comer abundância de frutas e legumes crus e frescos. E você sabe o quê, nada vai acontecer. Você encontrará felicidade, realização e satisfação, nada a ver com a comida! Você conseguiu dar um passo importante. Vai estará mais equilibrado e no controle de seu corpo. Você agora está livre, e o melhor de tudo, a sua pele parece fantástica.

Atingir esse grau de liberdade da acne e escravidão mental da comida e dos hábitos alimentares requer uma grande mudança de mentalidade. Você tem que preparar o terreno mental para ajudá-lo a superar seus vícios. Para acomodar este novo estilo de vida você pode precisar de seguir com sucesso todo o processo deste protocolo, aos poucos, capítulo por capítulo.

Além de força de vontade, que é vital para seguir o protocolo completamente, existem outras ferramentas mentais que podem ajudar no processo de eliminação da acne de sua pele.

Não tenho a intenção de mudar radicalmente o seu comportamento pelo que vai ler, mas eu quero que você mantenha uma mente aberta e pelo menos dar uma chance a você mesmo.

Agora podemos começar.

O objetivo é claro, é convincente e positivo, levando uma motivação poderosa.

Seu objetivo é um procedimento simples, você deve completar ele antes de iniciar qualquer tratamento que requer um certo nível de mudança. Você não pode parar de estabelecer metas. É um passo essencial do protocolo, visualizar seu objetivo. Você tem que definir claramente seus objetivos, agora, tente. Ter objetivos claros é a única diferença entre saber o que fazer e fazer acontecer. Um exemplo de uma boa definição de objetivos para o nosso caso, é visualizar mentalmente a pele sem acne e parecer mais atraente. Para atingir as metas, você deve programar sua mente subconsciente com imagens nítidas e vívidas desses objetivos, como se você as estivesse vendo agora, faça-o agora, feche os olhos e veja-se sem acne e uma pele maravilhosa. Basta fazer este exercício mental fácil para colocar sua mente em seu favor, e você vai atingir seus objetivos, não é fantasia ou ficção científica, é o poder da mente humana. Além disso, você deve sempre manter os pensamentos positivos sobre seus objetivos e visualizá-los no espelho quando você olhar todos os dias, faça-o e verá a diferença. Caso contrário, sua mente subconsciente vai agir contra, ao invés de em seu favor.

Depois de definir suas metas, você deve alterar os possíveis pensamentos negativos por pensamentos positivos, que são benéficos para atingir seus objetivos. Vamos mudar esse pensamento, eu não posso eliminar esta acne, que quer que faça, para sim, agora eu posso eliminar a acne e desfrutar fazendo-o. Pense que não é sua culpa ter acne. É genético, então vamos dizer mentalmente e em voz alta na frente do espelho agora eu sou responsável

por minha pele e minha saúde. Em vez de pensar,
eu não posso mudar a aparência da minha pele,
dizer, sim, eu vou fazer porque estou comprometido
com isso. Em vez de pensar, eu odeio meu rosto
com acne, dizer alto e claro, eu gosto de mim. E, em
vez de pensar, eu não posso fazer, dizer alto e claro,
sim, eu posso fazer isso porque minha mente o pode
fazer.

Faça uma lista do que você quer mudar e as razões.

Você só terá sucesso se criar uma visão clara do
que você quer alcançar e por que você precisa faze-
o. Sua mente precisa de uma justificação e uma
razão clara para ir em uma determinada direção.
Uma razão pela qual deseja adicionar essa emoção.
Se envolver emocionalmente com o seu objetivo
afeta seu subconsciente, o que irá ajudá-lo a realizar
esse objetivo.

Faça uma lista completa de todas as razões para
conseguir a pele sem acne e protocolo será muito
mais fácil de seguir.

Você tem que mudar crenças para mudar o
comportamento.

Se você tentar alterar o comportamento sem alterar
suas crenças, como pensa e sente sobre o que fazer
para eliminar a acne, suas crenças sempre voltam

onde você começou e você vai fazer as coisas como antes da mudança. Você deve alterar suas percepções e crenças para seguir permanentemente diferentes padrões de comportamento.

Portanto, antes de seguir as orientações neste livro e incorporá-las em sua vida, você deve primeiro tentar mudar suas percepções. Geralmente é melhor apenas esquecer tudo o que você já ouviu falar ou dito sobre a acne e sobre a sua saúde.

Sim, parece estranho, mas é a melhor coisa a fazer. É um facto que a maioria do que você já ouviu falar, não só sobre a acne, mas sobre o seu corpo, seu corpo não é frágil, o que lhe disseram que é saudável e o que não é, por exemplo, o leite é bom para ossos fortes, é falso, quando, pelo contrário; é uma ideia falsa e inventada, uma grande mentira que toda a sociedade segue e aceita.

Parece que toda a sociedade ocidental é vítima de algum tipo de hipnose em massa. A verdade é que todos os dias há mais pessoas que já estão cansadas das mentiras de um sistema de saúde que pouco se importa com a saúde e os alimenta com veneno mental e físico diariamente.

Este protocolo oferece o líquido para melhorar a sua vida, mas para beber antes de esvaziar o copo do veneno de suas velhas crenças e equívocos. Por exemplo, nós sabemos que é fato que a acne pode ser controlada e curada permanentemente sem o uso de medicamentos convencionais, sem cremes especiais.

Sabemos que os médicos irão prescrever um medicamento apenas mascarar os sintomas da acne e depois outro para mascarar os efeitos colaterais da primeira droga e assim por diante, no final, que gera bilhões de benefício para a indústria farmacêutica e para os médicos que os prescrevem, você paga. A verdade é que querem que você seja dependente das drogas para aliviar os sintomas, para lhe tornar dependente deles, e o ciclo vicioso continua, um círculo de dinheiro, muito dinheiro. A realidade é que algumas pessoas simplesmente não podem superar sua dependência de estas drogas legais. Eu entendo que é difícil acreditar que a acne pode ser curada sem medicação, a solução para a acne deve vir de dentro, mudando seus próprios hábitos.

Você deve mudar suas percepções a adotar um novo comportamento. Se você quebrar um osso, você ainda vai usar o gesso após seu osso foi soldado? O faria para evitar-lhe a inconveniência de remover ou não sentir a fraqueza temporária de depois da retirada?

É hora de perceber que as drogas não são a resposta. Agora você pode remover o gesso das antigas percepções e hábitos destrutivos. É hora de remover o molde de gesso do medo e fazer um esforço pelo seu corpo, saúde e equilíbrio interior, em vez de colocar cremes em sua acne e engolir pílulas venenosas e inúteis, que um dermatologista muito educado lhe disse simplesmente porque ele cobra uma taxa para cada medicamento que prescreve, que serve ou não para curar você. É tempo de ouvir o seu corpo e assumir a sua própria responsabilidade.

Você pode começar a andar sem medo.

Comece por você mesmo, você pode faze-o.

Só se você entender que a mudança é necessária, tanto mentalmente e emocionalmente, será muito mais fácil fazer a mudança necessária. Se você foi criado com a ideia de que é seguro comer alimentos muito cozidos, alimentos fritos, com carboidratos refinados e óleos hidrogenados, o que acontece com os seus níveis hormonais e seu sistema digestivo quando os produtos lácteos são consumidos, o que deve ser feito para limpar e que acontece ao seu corpo durante uma limpeza, como é importante ouvir o que seu corpo está tentando lhe dizer, porque a acne é uma mensagem de um corpo desequilibrado que não se pode dar ao luxo de ignorar, a sua mente lhe fornecerá a justificação necessária para fazer naturalmente um esforço para a mudança.

Se você pode visitar um matadouro industrial e observar como as vacas e galinhas são abatidas sem piedade, cheios de antibióticos e esteroides e que cresceram em um habitat sujo, apenas para se tornar a sua comida favorita, as emoções vão lhe trazer esta experiência vai fazer você mais consciente do alimento que você come.

Só se você aceitar a realidade e você seguir emocionalmente ligado à os fatos reais do mundo dos alimentos, só então vai mudar naturalmente.

Remover a Acne

Sim, Você pode realmente se livrar da acne naturalmente.

Como?

Aprendendo o que é o ambiente da acne, entender exatamente as condições que são necessárias para existir um ambiente de acne e como neutralizar essas condições para a acne desaparecer permanentemente.

Entendendo a ligação entre acne e desequilíbrio interno e como restaurar e equilibrar o corpo rapidamente.

Entendendo que a acne é principalmente um problema ocidental e na verdade não há uma conexão direta entre a dieta ocidental, estilo de vida ocidental e acne, apesar do que a medicina moderna e os meios de comunicação nos querem fazer crer. Os estudos demonstraram claramente que nas sociedades não-ocidentais, onde as pessoas não comem comida típica ocidental, não as pessoas têm acne.

Compreendendo a ligação óbvia entre o estilo de vida ocidental estressante, rotina de sono inadequada e falta de exercício com acne.

Percebendo que a desidratação e aplicação de produtos químicos não naturais na pele pode realmente piorar a produção de óleo natural da pele e piorar a acne.

Para se livrar da acne permanentemente, você deve obter informações sobre a eliminação de tóxicos, limpeza externa e interna, equilíbrio hormonal, dieta, controle do stress, melhora de sono, rotinas de cuidados naturais da pele, conexão da levedura, antibióticos, probióticos e probióticos.

Este protocolo lhe fornecerá todas essas valiosas informações. Mas este não é apenas um livro informativo. É um protocolo completo passo a passo que irá guiá-lo de onde você está agora para onde você quer estar, para limpar a pele da acne e mantê-la permanentemente bonita.

Tudo que você precisa para ter sucesso está aqui, você apenas o deve seguir. O conhecimento aplicado é muito poderoso, mas se não for usado, o conhecimento é inútil. Comece a usar essa informação imediatamente. Quanto mais cedo você começar, mais cedo você vai ver os resultados para o seu problema da acne.

Comece hoje mesmo! Comece agora! Se você precisar de alguma ajuda extra é muito fácil de entrar em contato comigo, você tem todo o meu conhecimento e experiência à sua disposição.

Capítulo 2 - Toda a Verdade Sobre a Acne

A Pele

A pele é o maior órgão do corpo e um dos sete canais de eliminação, contendo cerca de 70% de água, 25% de proteína e 2% de lípidos. Ela ajuda os principais órgãos de eliminação (fígado, rins, intestinos) para se livrar dos resíduos acumulados.

A camada superior da pele é chamada epiderme. A camada mais profunda é a derme, e contém colágeno e elastina, que mantem a pele flexível. A derme também contém glândulas sebáceas, glândulas sudoríparas, vasos linfáticos, folículos capilares e nervos.

Abaixo da derme há um tecido de células de gordura.

A infecção pode ocorrer quando se retarda o processo de esfoliação que é a renovação das células, quando expulsadas para dar lugar a novas células e os poros da pele são bloqueados.

Quando as toxinas, normalmente armazenadas na camada mais profunda de células de gordura, atingem a superfície da pele e é bloqueada, pode causar a acne.

A infecção também pode ocorrer quando a camada de ácido da pele é danificada com produtos agressivos ou abrasivos, quando se efetua uma limpeza excessiva. Esta camada ácida da pele, conhecida como manto ácido contém suor e sebo, e deve ter um pH normal de 4-5. Ao utilizar os produtos agressivos, tais como sabões com pH acima de 4-5, esta camada de ácido é destruída, deixando a pele mais susceptível às infecções.

No entanto, a infecção não é a única causa da acne. A pele é um reflexo do nosso sistema interno e de nossa saúde, torna-se propenso a acne por causa de uma combinação profunda de fatores.

A verdade é que o corpo tem uma capacidade natural incrível para limpar e curar a si mesmo. Nossa tarefa é permitir que isso aconteça, mas não por métodos externos e temporários que apenas mascaram os sintomas.

Para se livrar da acne deve tomar uma atitude mais revolucionária. Devemos ajudar a pele para curar a si mesma, a partir do interior.

Não importa o que fizeram você acreditar, a acne pode ser eliminada naturalmente. Você o pode fazer se compreender os principais fatores que levam à formação da acne e elimina-la de forma permanente.

Acne e suas Causas

A acne é geralmente descrita como uma doença inflamatória da pele. A resposta inflamatória na superfície da pele é devido a muitos fatores, tais como a produção excessiva de sebo e queratina nas glândulas sebáceas. Esta produção excessiva de óleo obstrui o folículo piloso e leva ao crescimento bacteriano. As bactérias se multiplicam e causam a inflamação, e o resultado pode aparecer na forma do que é chamado de espinha, aberto ou ponto branco, se é abaixo da superfície.

Causas da Acne:

Basicamente, a formação da acne pode ser dividida em 4 principais causas externas:

Entupimento dos Poros

Isto ocorre quando as células epiteliais que revestem os poros maduram e morrem. As células epiteliais se transformam de queratinócitos a cornecitos e ser mais planos e mais resistentes.

Estes cornecitos ásperos escamosos bloqueiam os poros.

Excesso de óleo na pele (sebo)

É causado quando há uma grande presença de hormônios masculinos circulantes na corrente sanguínea. Esses hormônios ativam as glândulas sebáceas para a produção de quantidades excessivas de sebo.

Colonização bacteriana

Os poros obstruídos, com quantidades adicionais de gordura e algumas toxinas do sangue criam o ambiente perfeito para as bactérias da acne se multiplicar e crescer dentro dos micro-comedões.

Infecção e inflamação dos comedões e do tecido circundante.

Algumas substâncias, que estão dentro das paredes celulares, onde as bactérias se multiplicam, estimulam o sistema imune para produzir hormonas inflamatórias localizadas, chamadas citoquinas. O sistema imune, em seguida, produz uma inflamação no interior da unidade pilo sebáceo.

As quatro causas acima são apenas as causas mais comuns da acne. As perguntas que você precisa responder são: Por que primeiro ocorre uma hiper proliferação de queratinócitos que fazem os cornecitos tornar-se excessivamente pegajoso e bloquear os poros? Por que há excesso de andrógenos no sangue antes da superprodução de sebo? Por que há uma resposta imune excessiva em primeiro lugar?

Muitos dos tratamentos convencionais são destinados a reduzir a produção de sebo, matando as bactérias da acne ou reduzindo a frequência do acúmulo de células mortas, tudo com a finalidade de reduzir a inflamação. Ao fazer isso, estes tratamentos só afetam a superfície ignorando completamente os fatores reais.

Uma solução eficaz da acne, a longo prazo deve focar nas causas que provocam o excesso de produção de sebo, que leva ao crescimento de bactérias que causam a formação da acne.

A acne é mais do que pele profunda. Além da inflamação, além do seu tipo de pele (oleosa, seca, rígida), além do excesso de produção de sebo, além de fatores que desencadeiam a inflamação, além de poros bloqueados e além das bactérias da acne, existem fatores ocultos que são muito importantes na formação da acne.

Abordar esses fatores irão garantir a eliminação da acne.

Tipos de Acne

Ao definir os tipos de acne, que geralmente se referem a se é inflamatório ou não e na forma e tamanho da lesão.

Há a acne comedonal pequena, microscópica, o qual pode estar na forma de espinhas (comedões fechados) ou cravos (comedões abertos).

A forma mais grave de acne é pela formação de nódulos e pústulas. Os nódulos são grandes e firmes e estão abaixo da pele, enquanto as pústulas são protuberâncias amareladas preenchidas com pus.

Existem formas de acne não-inflamatória, que têm pus e só aparecem como manchas vermelhas. Estas são comumente chamadas de espinhas.

De todos os tipos de acne, os cistos são os piores. Os quistos são formações em forma de bolsa cheia de pus, que se prolonga sob o tecido da pele, com um diâmetro de 5 mm ou mais. O pus corre baixo a superfície da pele, o que muitas vezes resulta em dor severa. Nem todos os cistos são causados por fatores internos. Alguns podem ser o resultado de espremer a acne pequena cheia de pus, fazendo com que o pus corra ainda mais profundo sob a pele e a infecção piora.

A acne vulgar é a forma mais comum da acne, juntamente com espinhas e cravos.

A acne rosácea é caracterizada pelo aparecimento de vermelhidão no rosto, o que é devido ao alargamento dos vasos sanguíneos causada pela inflamação. Os lugares mais comuns onde aparece a acne rosácea é no queixo e testa.

A dermatite perioral é uma forma de acne que é normalmente experimentada por mulheres jovens. Os lugares mais comuns onde estas pequenas pápulas aparecem é ao redor da boca e do queixo.

A acne conglobata é uma outra forma muito grave de acne vulgaris, que afeta principalmente o peito, costas e rosto. É uma forma muito grave de acne vulgaris, com múltiplos cistos e nódulos distribuídos por grandes áreas do corpo. A acne conglobata é mais comum entre os homens.

Diferenças entre Medicina Natural e Convencional

Medicina Convencional

Enquanto a medicina natural percebe o corpo humano como um sistema completo de órgãos e que está ligada à natureza, a medicina convencional trata o corpo como se estivesse composto por um conjunto de órgãos físicos separados.

A medicina convencional não reconhece que o homem, com todas as criaturas vivas, nunca vai tolerar os produtos químicos artificiais, não importa como estes produtos químicos podem ser idênticas em forma e perfume com os naturais, por exemplo, uma bebida natural com sabor laranja nunca será o mesmo, nem com o sabor da laranja espremida na hora.

Os produtos químicos sintéticos não podem ser completamente absorvidos pelo organismo. Devido à sua composição artificial, os produtos químicos de qualquer tipo são incompatíveis com o corpo. Por isso, é normal que os produtos químicos ao entrar em seu corpo possam criar um certo desequilíbrio, cuja intensidade depende da quantidade e tipo de produto químico.

A intenção da medicina natural é principalmente restaurar o corpo a um estado de equilíbrio interno, a fim de aumentar e manter a função da genética ideal e ajudar na limpeza do corpo e se curar a si mesmo, a medicina convencional concentra seus esforços exclusivamente para acalmar o paciente e drogas de alívio da dor, medicamentos e pomadas, que na maioria dos casos, apenas funcionam com os sintomas da doença.

Qual Tratamento Oferece a Medicina Convencional?

Estes são os vários tratamentos da acne atualmente oferecidos pela medicina convencional. Meu filho utilizou todos eles, mas, infelizmente, nenhum deles funcionou para o seu problema da acne em longo prazo, simplesmente mascara os sintomas estéticos. Isto porque estes tratamentos focam nos sintomas da doença, ou seja, os folículos bloqueados, na sobre produção de sebo, reduzindo a dor causada pelos cistos, etc., uma vez que proporcionam correções, em vez de abordar os fatores internos que causam a acne.

O uso de antibióticos mata as bactérias que estão nos folículos bloqueados?

Não, é claro, o uso de antibióticos simplesmente não funciona a longo prazo como tratamento para as bactérias da acne nem da doença, bem como os antibióticos são extremamente destrutivos para a sua saúde em geral e particularmente para a acne. Alguns cremes e pomadas são vendidos para tratar áreas afetadas acne, especialmente para matar as bactérias nos folículos. No entanto, matar as bactérias não elimina o problema da produção excessiva de sebo e óleo. As manchas da acne podem desaparecer temporariamente com o tratamento, mas outras aparecem em poucos dias.

Outro problema com este tratamento é a alergia das pessoas a alguns dos produtos químicos utilizados e que podem causar grandes erupções cutâneas, inchaço da face ou surgir acne ainda mais grave.

Alguns produtos o que fizeram foi secar as camadas superiores da pele e causar descamação e vermelhidão no rosto de meu filho, fazendo com que se recusasse a ir para a escola por alguns dias. Mais descamação da pele pode ainda obstruir mais os poros e causar as bactérias crescer e se multiplicar rapidamente ou estimular as glândulas que produzem o óleo na pele. Com o uso destes produtos, a pele normalmente produz mais sebo para compensar o ressecamento, que pode levar a surtos de acne mais fortes e extensos.

Então, o que eu recomendo é que se você use um produto para remover o sebo e secar a pele a diário, você deve usar um bom creme hidratante em seguida, se pode ser específico para a acne, mas tendo o cuidado de usar muito pouco, muito pouco mesmo, sobre o tamanho de um grão de arroz para todo o rosto, por exemplo.

Alguns pesquisadores afirmam que esses produtos que secam o sebo do rosto podem causar o envelhecimento prematuro da pele, cicatrização lenta e confirmam em seus estudos que pode realmente aumentar o risco de alguma forma de câncer de pele.

Alguns destes produtos são enumerados pelas autoridades de saúde em alguns países como produtos perigosos para uso contínuo em humanos.

Porque usando esses produtos a acne não é eliminada; apenas matam as bactérias encontradas nos folículos bloqueados. Então, quando você parar de usar o produto a acne volta, e mais forte do que antes e matar as bactérias agora será muito mais difícil, elas são mais resistentes. Como veremos, você tem acne, por algum motivo, não aparecer magicamente e sem razão para isso. Como minha avó me disse, a acne é uma mensagem do seu corpo que você não deve ignorar, sua saúde geral está em jogo.

Acne é como se alguém estivesse constantemente batendo em sua porta e o que lhe traz é infecção e desequilíbrio. Não vai desaparecer, mesmo se você quer ignorá-lo, ele continuará batendo à sua porta até que finalmente o elimine de seu corpo. Você deve abrir a porta e enfrentar esse problema, só então você terá a oportunidade de fazê-lo desaparecer para sempre.

Bactérias da Acne

Existem muitas doenças da pele que são contagiosas, mas a acne não é. A bactéria da acne não é contagiosa e, por isso, o contagio não é a causa da sua acne, você não foi infectado por ninguém, nem usando toalhas de outros ou dando um beijo a alguém. As bactérias da acne só aparecem se houver uma produção excessiva de sebo na pele, o que pode ser causado por fatores mais profundos.

No entanto, essas bactérias são essenciais para manter a pele flexível. Então, se destruímos e eliminamos essas bactérias completamente, podemos estar prejudicando a flexibilidade natural da pele e parecer mais velhos. Bactérias da acne todos temos, com acne ou não. Então, se você se esforça simplesmente em matar as bactérias da acne, você não conseguirá nada no longo prazo.

Uso de Vitamina A ou Derivados

Funciona muito bem e efetivamente em mais de 80% das pessoas que sofrem de acne, pois reduz drasticamente a produção de óleo das glândulas. No entanto, para iniciar o tratamento, é necessário realizar um exame médico completo, devido aos efeitos colaterais graves desta vitamina.

Existem algumas drogas com este composto que são quase um veneno, já que eliminam completamente a produção de sebo nas glândulas. E, como todos sabemos, a produção de sebo é apenas um sintoma, não a causa da acne.

Então, esse composto leva vários meses para ter efeito e remover completamente o sebo. Sua acne inicialmente piorará, e na maioria dos casos retornará rapidamente quando você parar de usar o produto.

Mas esse não é o problema real do composto, também tem alguns efeitos colaterais sérios que não devem ser ignorados.

Alguns dos efeitos secundários são: pele seca, dores de cabeça, caspa, perda de cabelo, danos ao fígado, hemorragia nasal, deficiência na visão noturna, problemas congênitos, artrite e perda completa de visão, a lista completa é muito extensa.

Minha experiência com este produto foi desastrosa, a acne do meu filho ficou muito pior. No início, sua pele estava muito seca e sofreu surtos violentos de acne, algo que é natural no início. Uma análise de sangue de rotina mostrou um aumento dramático em linfócitos e meu filho teve de interromper o tratamento. Após 3 meses ele novamente usou o produto, novamente caiu em um ciclo vicioso por 7 meses. Desta vez removeu a maior parte da acne.

O efeito durou cerca de 6 meses, mas a acne retornou e, desta vez, foi muito pior. Então as dores começaram nos cotovelos e na área dos joelhos e hoje em dia meu filho ainda sofre de ataques de dor espontânea nessas áreas, pelo resto de sua vida. Um bom amigo meu, que também é um experiente naturopata me disse que provavelmente o problema do meu filho era devido ao uso do produto, mas não podia provar isso com apenas um caso.

Então, meu conselho é, se você está tomando vitamina A ou algum derivado para a acne, pare imediatamente, agora mesmo, o tratamento com esse produto, sua saúde está em jogo. E se você estivesse pensando em usá-lo, não faça isso, por favor. É muito perigoso para a saúde humana.

Use Ácido Salicílico e Ácido Glicólico

Escusado será dizer que este é outro tratamento superficial, típico da medicina ocidental. Inicialmente, pode melhorar a superfície da pele e reduzir a profundidade das cicatrizes da acne, mas mantém a verdadeira causa da doença.

Anticoncepcionais Orais

Os anticoncepcionais orais contêm hormônios que diminuem a superprodução de hormônios masculinos, como a testosterona, que pode diminuir ou melhorar a produção de acne. Em casos extremos, os anticoncepcionais orais podem levar ao desequilíbrio hormonal severo, que pode agravar a acne. Além disso, o corpo os identifica como toxinas que precisam ser eliminadas, sobrecarregando seu sistema e causando mais acne em vez de eliminá-la.

Soluções Proativas

Soluções proativas, geralmente com 3 produtos, de limpeza, tonificação e reparação, contêm um ingrediente ativo que faz exatamente o que se espera de um tratamento com produtos externos não naturais do ocidente, que só matam bactérias através de esfoliar e manter a secura da pele.

Essas soluções ajudaram a reduzir a formação de acne em algumas pessoas, mas não resolvem o problema por longos períodos de tempo ou permanentemente. Além disso, esses produtos causam mais irritação e secura na pele.

Eles apenas reduzem os sintomas da acne no curto prazo, colocando remendos nos sintomas externos. A longo prazo, esses produtos são muito caros e são praticamente inúteis.

Soluções Naturais

A medicina natural vem da natureza e suas leis são eternas. Esta medicina não se baseia em diagnóstico ou cura, baseia-se na crença de que o que causa uma doença no corpo humano é o próprio corpo, que está incompleto. As leis responsáveis pela doença não podem existir em um corpo saudável e completo. Uma boa comparação seria que a escuridão não pode existir na presença de luz.

Esta medicina percebe o corpo como um todo, formado pelo corpo, mente e espírito, e não como a soma de seus órgãos individuais. De acordo com este tipo de medicina, tudo é absorvido, atitudes, crenças, produtos químicos ou alimentos, que afetam diretamente todo o seu sistema, de forma positiva ou negativa.

Por esta razão, esta medicina visa evitar qualquer método intrusivo na cura, é alimentado pela construção de um sistema imunológico forte, para aumentar a funcionalidade do corpo e a melhoria da força espiritual e mental.

A medicina natural baseia-se na própria natureza e reconhece a obrigação do indivíduo de manter o corpo limpo de qualquer resíduo não natural. Um corpo livre de elementos artificiais é mantido em harmonia com a natureza se rejuvenesce e revitaliza. Os elementos não naturais incluem alimentos sintéticos, ar e água contaminados, falta de exercício, acumulação de toxinas no corpo e qualquer outra atividade extrema que não segue as leis da natureza.

A doença é causada sempre que o corpo está em estado de desequilíbrio ou não está em harmonia com a natureza, o que pode ser devido à toxicidade excessiva ou à nutrição inadequada. Os sintomas da doença indicam que algo não está funcionando corretamente. A maioria das doenças ocorrem quando os órgãos de limpeza do corpo não conseguem eliminar as quantidades excessivas de toxinas acumuladas nas paredes celulares, ossos, receptores hormonais, tecidos e até mesmo na superfície das células. Na maioria dos casos, quando as toxinas entram em seu sistema, a doença começa. Quando os sintomas são detectados muito tarde, algo já foi danificado.

A medicina natural baseia-se na crença de que, ao permitir que o corpo realize adequadamente o processo de limpeza interna e a eliminação de toxinas, também conhecido como desintoxicação, além de restaurar o estado de equilíbrio através de uma nutrição adequada, você pode prevenir mais de 90% das doenças, sendo curadas pelo próprio corpo.

A acne é um sinal exterior de um desequilíbrio interno.

A acne é realmente uma cura, não uma doença. O corpo está tentando curar-se, e o manifesta através da acne, o sintoma. O corpo está tentando dizer-lhe algo, algo urgente, que deve ser corrigido imediatamente. Está avisando que você está desequilibrado e em risco, submetido a toxinas, a distorções de níveis hormonais, o que pode levar a doenças mais perigosas, como doenças cardíacas, derrames ou mesmo câncer.

Claro que isso parece irônico, mas você é sortudo em comparação com as pessoas que não possuem acne, é um sintoma que faz soar todos os alarmes, muito visíveis. Provavelmente é um sintoma de que o corpo está em estado tóxico excessivo e também é sinal de perigo. Mas seu corpo não se comunica com eles usando o sintoma da acne como acontece com você, essa é uma diferença muito importante, o que o beneficia.

Cada tipo de mancha que você tem atua como uma mensagem do seu corpo. Eles sugerem mudanças na dieta e estilo de vida, mas apenas beneficiam no longo prazo.

Por exemplo, a acne pode indicar que você está muito tenso e que precisa lidar com o estresse de forma mais eficaz. Pode sugerir que você está no trabalho errado e que você deve considerar uma mudança de emprego. Às vezes, indica que você consome muito alimentos nocivos e que seu sistema está sobrecarregado com toxinas. Pode ser que você esteja usando produtos de pele inadequados ou que esteja tomando muitos medicamentos ou doses excessivas, que não faça exercícios ou que não dorme bem. É sua obrigação usar essa informação, tão valiosa, para o seu próprio bem, pois não só irá melhorar a condição de sua pele, mas também seu bem-estar geral. É hora de começar, reconhecer e equilibrar seu corpo ao seu estado natural.

Livrar-se da Acne

Introdução

Pode parecer estranho para você, mas passei vários anos estudando e pesquisando antes de conseguir este simples, mas altamente eficaz protocolo para a acne. Há realmente centenas, talvez milhares de teorias sobre o que causa acne e o que não. Todas essas teorias parecem muito convincentes, até você colocar essas teorias à prova.

A melhor coisa para o tratamento da acne é reconhecer que não é simples, que não existe apenas uma causa da acne. No entanto, existem certas causas que causam acne.

É realmente a mesma abordagem saudável que você deve tomar em face de quase qualquer conflito ou situação problemática em sua vida. Todos sabemos que, à medida que envelhecemos, ganhamos cada vez mais experiência e, no final, você reconhecerá que, quando se trata de resolver um problema, essa abordagem geralmente supera todos os outros. Suponha que você esteja dirigindo seu carro em uma manhã de terça-feira, e de repente você toca a parte de trás do veículo na sua frente quando você parar no semáforo. Agora pare e pense por um segundo. É realmente culpa sua, você deve estar olhando para frente em vez de sonhar acordado. Ou talvez seja culpa do outro motorista, que parou de repente porque seus freios não ativaram a luz do freio e você não teve tempo de notar sua frenagem, pense que talvez com esse leve golpe evitou um acidente pior na estrada. Mas talvez tenha sido sua culpa, você realmente não manteve a distância de segurança entre seu carro e aquele na frente, quase ninguém o mantém na cidade. Ou talvez fosse por causa do mecânico, que não verificou se a luz do freio é acionada no intervalo correto para evitar acidentes.

Agora você entende o que eu quero dizer. Quanto mais você investiga e pensa, mais você descobre que quase nunca há uma causa direta para que uma situação ocorra e certamente não existe. No entanto, existem certas condições que são necessárias para que algo aconteça. Esse mesmo princípio é aquele que deve ser aplicado ao tentar encontrar a solução de um problema. Nunca há uma única solução, de um passo, que resolva completamente um problema da raiz, pelo menos não a longo prazo.

Você vai se perguntar por que estou tão viciado em semântica. Para resumir, simplesmente a sua acne não é gerado, certamente não é causado por um único fator, como bactérias ou vírus, deficiência de dieta ou deficiência de vitamina B5, ou uma função hepática fraca ou qualquer tendência genética. Para ter acne, deve haver certas condições, ou uma combinação de certos fatores ativos. Para resolver o problema da acne a partir da raiz, você deve mudar o ambiente que o promove e desativar as condições que levam à sua formação. Não há uma pílula mágica que elimine sua acne definitivamente, uma vez que não existe uma única causa.

Passei muito tempo estudando o tema da acne, experimentando, lendo e coletando informações para obter uma solução razoável, prática, mas definitiva. Visitei com meu filho e falei com muitos dermatologistas, curandeiros e pesquisadores muito famosos, e quando finalmente juntei as peças, as conclusões pareciam um pouco estranhas, mas os resultados não foram. Não importa o que um dermatologista possa dizer sobre essa teoria, há uma coisa que é definitiva, funciona. Realmente funciona, e todos os que o experimentaram viram os resultados, que são verdadeiramente visíveis. Não só para isso, atualmente esta é a solução mais prática, natural e segura para eliminar a acne.

A Teoria

Existem três fatores principais que permitem a acne:

Problemas Hormonais

Acumulação de Tóxicos

Tendências Genéticas

A combinação dos fatores acima é o que leva à formação da acne. Não tenha medo, se você não gosta de matemática, tente ver esta teoria como uma ilustração, que irá ajudá-lo.

Então, veremos esses fatores e o que pode ser feito com eles, mas primeiro vou explicar algumas coisas sobre a teoria da acne.

A teoria da acne mostra todas as combinações de fatores possíveis e que levam à formação de acne. Para que você tenha acne, as seguintes condições devem existir. Você deve ter problemas hormonais e acumulação tóxica em seu corpo. No entanto, esses fatores por si só não são suficientes para causar acne. Para ter acne, você também deve ser propenso a certas tendências genéticas. Somente com essa tendência e com a combinação anterior, a acne pode ser gerada.

Mas agora vejamos os fatores que influenciam.

Problemas Hormonais

Os problemas hormonais são um fator importante na formação da acne. Os hormônios estimulam as glândulas sebáceas a produzir sebo, que hidrata naturalmente a pele.

Os andrógenos são os hormônios que o corpo produz quando estamos na puberdade; são conhecidos por estimular a produção de sebo. É por isso que a acne é tão comum na gravidez. Nos primeiros três meses de gravidez, os níveis de progesterona aumentam e também causam uma maior produção de sebo pelas glândulas sebáceas, o que leva à acne. Também é normal que a acne desapareça após os primeiros três meses de gravidez.

A produção excessiva de hormônios ou quantidades excessivas de hormônios utilizados que não são eliminados corretamente causam estimulação excessiva das glândulas sebáceas, o que faz com que sua pele seja mais oleosa. Mas isso não é suficiente para causar acne. Para aparecer acne, as bactérias da acne, que são passivas em todas as pessoas, devem ser alimentadas com as toxinas do sangue e, finalmente, tornar-se acne.

No entanto, esse cenário não é o mesmo em cada pessoa, porque há um terceiro fator envolvido na formação da acne, que eu chamei tendências genéticas.

Hormônios e Acne

A acne, externamente, é uma inflamação causada pela produção excessiva de sebo nas glândulas sebáceas.

Os pesquisadores descobriram que a presença de certos hormônios androgênicos como diidrotestosterona e insulina faz com que as glândulas sebáceas aumentem sua atividade, causando bloqueio dos poros devido ao excesso de sebo. A insulina também causa inflamação nos níveis celulares.

Felizmente, da mesma forma que existem hormônios que favorecem a inflamação, há outros que são anti-inflamatórios e ajudam o corpo a combater os processos de inflamação no nível celular.

Assim, ao reduzir os hormônios que favorecem a inflamação e ao aumentar os hormônios com efeitos anti-inflamatórios, você pode neutralizar a inflamação em grande medida, responsável pelo aparecimento de acne no corpo.

Hormônios

As prostaglandinas são substâncias bioquímicas que se comunicam com hormônios e células e causam reações nas células. Agem dentro das células e ajudam a regular a célula e a função do órgão por meio de células de comunicação e hormônios.

Entre suas muitas funções, ativam as respostas inflamatórias no corpo, ajudam a coagulação, ajudam em processos de reprodução, aumentam a produção de muco para proteger a inflamação e aumentam o fluxo sanguíneo nos rins.

No que diz respeito à acne, ele garante que seus hormônios androgênicos sejam mantidos em equilíbrio e regulem seus hormônios para que as glândulas sebáceas produzam a quantidade certa de sebo para a pele e, assim, evite o excesso de sebo, que leva à acne.

É necessário que seu corpo produza prostaglandinas suficientes para regular adequadamente os hormônios e, assim, recuperar o equilíbrio. A única maneira para o seu corpo produzir a quantidade necessária é fornecendo certos nutrientes importantes, como ácidos graxos essenciais. Além disso, você deve fornecer seu corpo com nutrientes com qualidade de origem e em uma proporção correta, caso contrário, a produção de prostaglandinas não é realizada corretamente.

Você deve fornecer ao corpo alguns suplementos extras, o que ajudará sua absorção. Se você fizer isso, seu corpo produzirá a quantidade correta, o que ajudará a regular seus hormônios, fazendo com que eles funcionem em equilíbrio adequado, não só impedindo a formação de acne, mas também prevenindo outras doenças associadas a problemas hormonais como a perda de cabelo, excesso de gordura corporal e sintomas da síndrome pré-menstrual.

O tipo E1 é um potente hormônio anti-inflamatório que tem a capacidade de aumentar a imunidade, reduzindo a coagulação, reduzindo o colesterol e elevando o humor. Também inibe significativamente a produção de um hormônio que promove a inflamação, o tipo E2, que é um hormônio que deprime a imunidade e promove a reação inflamatória.

Portanto, tomar suplementos específicos em conjunto com mudanças na dieta que promovem a produção deste hormônio tipo E1, que também inibe a produção do tipo E2, pode ter um impacto extremamente positivo na acne.

Óleo de Borracha ou de Onagra.

Eles são os suplementos mais eficazes que ajudam o organismo a produzir o hormônio vital tipo E1. Tomados em conjunto com certos outros suplementos, tais como vitaminas de lecitina, antioxidantes, zinco e complexo B, ajudarão a proteger os óleos da oxidação e também os converterão eventualmente em prostaglandina E1.

O tipo E3 ou Ômega 3 é também outro hormônio anti-inflamatório que deprime o hormônio inflamatório tipo E2.

Há também certos alimentos como o trigo e o leite que inibem a produção deste hormônio tipo E1 em seu corpo e também promovem a criação do hormônio inflamatório tipo E2.

Conclusão Hormônios

A redução de hormônios inflamatórios e a criação de hormônios anti-inflamatórios podem ser alcançados fazendo mudanças em sua dieta e, assim, reduzindo os hormônios inflamatórios dos alimentos, além de permitir que o corpo crie o ambiente ideal para produzir hormônios anti-inflamatórios, tomar suplementos ajuda o organismo a produzir hormônios anti-inflamatórios.

Isso irá ajudá-lo a criar um ambiente anti-inflamatório interno, que se mostrou muito eficaz na redução e formação da acne.

Acumulação de Tóxicos

O acúmulo de toxinas é outro fator importante no processo da acne, o mesmo que os problemas hormonais, no entanto, eles sozinhos não podem criar acne. É apenas a combinação de ambos que, em última instância, pode facilitar a formação da acne. No entanto, como já explicamos anteriormente, a combinação de problemas hormonais e o acúmulo de toxinas pode levar à formação de acne, mas somente se um certo fator genético estiver envolvido.

O acúmulo de toxinas no sangue, nos intestinos e no fígado pode ocorrer se os principais órgãos de limpeza, como intestinos, fígado e rins, não conseguem tratar as grandes quantidades de resíduos tóxicos gerados, quer porque entupidos ou sobrecarregados com toxinas. Portanto, eles não são capazes de filtrar e remover toxinas adequadamente por métodos naturais convencionais para sua eliminação, através dos intestinos e rins. Quando isso acontece, as toxinas são eventualmente expulsas pelos pulmões e pele.

Problemas Hormonais e Toxinas

Fígado Sobrecarregado e Obstruído

Problemas hormonais às vezes ocorrem quando o fígado está congestionado e com toxinas excessivas ou pedras que o colapsam, seja desativando hormônios usados ou expulsando-os através dos intestinos ou ambos.

Os problemas hormonais também ocorrem quando seus intestinos e rins não podem remover os hormônios desativados, fazendo com que esses hormônios sejam reabsorvidos no sangue e sejam ativados de novo. Isso pode acontecer por vários motivos, um dos quais pode ser que os intestinos também estão congestionados com toxinas. Os intestinos podem ser tapados, preenchidos com muco que estimula o crescimento de parasitas.

O fígado é o principal órgão de filtração do sangue, que neutraliza e elimina as toxinas do corpo. Quando o fígado está sobrecarregado com toxinas e pedras, as toxinas perigosas de uma dieta pobre, os detritos celulares, as parasitas e outros não podem ser devidamente expulsos, sendo reabsorvidos no sangue. Estas toxinas também podem ser reabsorvidas se os intestinos estiverem entupidos ou lentos e não podem com a sobrecarga de toxicidade do sangue.

Nutrição e Dietética

As deficiências nutricionais são a principal causa da maioria das doenças. Se um corpo não tem energia ou materiais suficientes para remover toxinas e manter o sistema adequadamente equilibrado.

Esta doença é simplesmente a reação do corpo aos altos níveis de toxinas que a ameaçam. O corpo está tentando curar-se e o manifesta com um sintoma de doença como a acne.

Você vai se perguntar, qual é o motivo dessa falta de energia. Porque realmente nos alimentamos com veneno em vez de comida real, carregada de nutrientes e energia.

A abordagem natural baseia-se na crença de que existem muitos tipos de alimentos que podem promover a acne. Alimentos com níveis elevados de toxinas, como alimentos ácidos, carboidratos refinados, produtos lácteos e gorduras hidrogenadas são causas diretas de um sistema digestivo problemático, com obstrução e acumulação de toxina. Um sistema digestivo problemático geralmente não consegue descartar os resíduos tóxicos, o que faz com que o desperdício seja removido através dos poros da pele.

Um estudo que investigou a relação entre dieta e acne confirma essas afirmações, pois mostrou que as populações não-ocidentais, os habitantes de Papua Nova Guiné, ou os caçadores e coletores no Paraguai tinham baixos níveis de insulina e quase nenhum caso de acne e outras doenças ocidentais, como obesidade e diabetes, em comparação com as populações ocidentais, que têm níveis elevados de insulina no sangue e sofrem de todas essas doenças como a acne.

A diferença entre as populações foi nos hábitos alimentares de cada população. Enquanto as populações ocidentais consomem carboidratos refinados e simples, que incluem todos os tipos de alimentos tóxicos, processados e produtos lácteos, como chips, chocolate e outros fast foods, os caçadores consomem uma dieta composta por frutas, vegetais, raízes, nozes e peixes.

Os níveis elevados de insulina no sangue foram o resultado direto da dieta ocidental, que produz quantidades excessivas de insulina, o que estimula a superprodução de sebo na pele, sebo que incentiva o crescimento de bactérias que causam a formação de acne.

Flutuações nos níveis de açúcar no sangue, devido ao consumo de alimentos com alto índice glicêmico, que eleva os níveis de insulina, diminui o IGFBP-3, um hormônio benéfico que promove a morte celular normal na pele ou apoptose, o que impede que o poro bloqueie.

Quando a insulina aumenta, o IGF-1 também, um hormônio que estimula o crescimento excessivo das células da pele. Altos níveis de IGF-1 impedem o IGFBP-3 de fazer seu trabalho.

Outra causa de problemas hormonais pode ser simplesmente que o corpo possui uma certa deficiência de prostaglandinas, que são hormônios estabilizadores que o corpo produz usando uma fonte equilibrada de ácidos graxos essenciais. Sem esse equilíbrio, é muito provável que sofra de um desequilíbrio hormonal crônico que normalmente leva à acne.

Alergia Alimentar

Uma reação alérgica aos alimentos geralmente ocorre quando o corpo identifica um alimento como um invasor externo. Em seguida, o corpo ativa o sistema imunológico para atacar o invasor e neutralizá-lo, para removê-lo do corpo, causando os sintomas da alergia. Os resultados desta reação corporal são muitas mais toxinas adicionais, que devem ser filtradas e expelidas pelo fígado, os intestinos e os rins, sobrecarregando esses órgãos. Esta sobrecarga provoca a expulsão destas toxinas através dos canais secundários, como os pulmões e a pele.

Candida Albicans

Candida é um microrganismo, um fermento vicioso que vive dentro do sistema digestivo e pode ser transformado de fermento a um fungo que procura se espalhar. Quando começa a florescer pode afetar negativamente o cólon, bexiga, fígado e vagina.

O mais destrutivo do seu crescimento são principalmente os seus resíduos, as micotoxinas que podem afetar o cérebro, o sistema imunológico, as articulações, os músculos, os tecidos e especialmente danificar as funções hepáticas.

Os sintomas mais comuns associados ao excesso de crescimento são:

Infecções vaginais frequentes

Infecções do trato urinário frequentes

Cólicas e problemas menstruais

Ataques de ansiedade, paranoia

Sonolência, esquecimento

Palpitações cardíacas

Fadiga, sensação de drenagem

Depressão

Dores ou fraqueza musculares

Rigidez nas articulações

Dores de cabeça e dores nas costas

Desconforto abdominal

Desejos de comida, comer muito frequentemente

Constipação ou diarreia

Inchaço, arrotos e gases

Síndrome do intestino irritável, sintomas de úlcera

Aperto do tórax

Hipotiroidismo

Problemas imunológicos, resfriados frequentes

Problemas da próstata

Náuseas ou tremores quando está com fome

Irritabilidade

Sonolência

Tontura

Insônia, distúrbios do sono

Olhos aquosos

Pele seca, psoríase e erupção cutânea

Congestionamento nasal ou gotejamento

Frequência urinária

Sensação de ardor ao urinar

Rachaduras no canto da boca

Indigestão ou acidez gástrica

Sensibilidade ao leite ou ao trigo

Prurido retal

Comichão vaginal

Erupção ou boca seca

Mau hálito, mesmo depois de escovar

Se você reconhecer quatro ou mais desses sintomas, pode indicar que você tem um crescimento excessivo de candida.

Quando é estimulado por antibióticos e carboidratos refinados, como aqueles derivados de açúcar refinado e farinha branca, pode crescer em forma de planta através das paredes intestinais e enviar o fermento através da corrente sanguínea e alimentar as toxinas.

Também prolifera quando o pH do sangue é ácido. Normalmente ocorre quando comemos alimentos pouco alcalinos e muito ácidos. (mais informações sobre o pH do sangue). Quando o pH do sangue se torna mais ácido, a candida cresce, adaptando-se ao novo ambiente ácido, secretando mais micotoxinas que sobrecarregam o fígado e os intestinos.

Escusado será dizer, mas o dano no fígado pode afetar negativamente a sua acne. Na verdade, a maioria das pessoas que sofrem de acne, na minha opinião, tem um crescimento excessivo de candida em seu corpo, que uma vez removido resultará em uma melhoria notável em sua pele e também em sua saúde geral. Este controle provou ser muito eficaz na redução de surtos de acne.

Teste Caseiro

Uma vez que os testes médicos convencionais para a detecção de infecções fúngicas nem sempre são precisos, o melhor conselho é combinar um diagnóstico médico com um autodiagnostico efetivo. O seguinte é um teste caseiro simples e fácil de executar:

De manhã cedo e de jejum, isto é, sem qualquer alimento ou líquido, pegar um copo de vidro transparente e encher até meio com água mineral ou água purificada com osmose reversa. Em seguida, gerar uma grande quantidade de saliva na boca e cuspir no copo.

Deixar o copo com a água e saliva por pelo menos uma hora. Se você tiver uma infecção leve por fermento, você verá algumas correntes em forma de perna indo para baixo pela água.

Se você tem uma infecção avançada, verá que a sua saliva permanece no fundo do copo.

Tenha em mente que a maioria das pessoas não passam o teste, lhes dá um leve positivo. (No meu filho falhou quando aplicado pela primeira vez, depois sempre funcionou) A saliva apenas flutua na água em casos raros, pode ocorrer depois de ter eliminado sua candida.

Estresse

Embora a medicina tradicional alega que não há conexão direta entre o estado de estresse ou ansiedade e surtos de acne, se provou e comprovou que o estresse provoca a produção de hormônios como cortisol e enfraquecimento do sistema imunológico, o que indiretamente causa a acne.

Além disso, quando você está estressado, seu corpo rapidamente esgota várias vitaminas e minerais essenciais, como vitamina C, potássio, vitamina B e magnésio, que são essenciais para o equilíbrio hormonal.

As pessoas que sofrem de acne já têm problemas para regular os hormônios, então o estresse pode ser agravado. Por outro lado, quando estamos em estado de ansiedade, nosso sistema digestivo funciona mais devagar devido à falta de sangue. A falta de sangue no estômago é o resultado da tentativa do corpo de sobreviver ao enviar sangue de órgãos menos importantes para outros órgãos mais importantes para a sobrevivência, por exemplo, para os músculos.

O estresse também sobrecarrega o fígado, assim como outros sentimentos negativos, como o ódio, inveja e ciúmes. Esses sentimentos enfraquecem o fígado, diminuindo sua capacidade de regular hormônios que o mantêm equilibrado e também mata as bactérias benéficas dos intestinos, causando mais acidez no sangue. Um fígado e um sistema imunológico fraco não podem purificar o excesso de acidez.

Favorecendo assim as condições ideais para a acne.

Distúrbios do Sono

A medicina natural indica que um tempo de sono insuficiente é uma das causas secundárias dos surtos da acne. Ao não dormir o suficiente aumentamos o nível dos hormônios, o que pode indiretamente causar surtos de acne. O sono é um curto período de desintoxicação, que o fígado usa para remover toxinas do sangue, que na ausência de sono repousante são reabsorvidos pelo sangue e posteriormente são expelidos pela pele.

Tendências Genéticas

Outro fator importante da acne são as tendências genéticas. Este é, sem dúvida, o fator mais importante na formação da acne. Infelizmente, a maioria dos fatores genéticos não pode ser controlada ou eliminada.

As tendências genéticas são individuais para cada pessoa, o que faz seu corpo agir ou reagir de uma certa maneira, o que não é comum a todas as pessoas. As tendências genéticas são a chave para explicar por que algumas pessoas sofrem de acne e outras não.

Alguns pesquisadores afirmaram que as pessoas que têm acne, ou sofrem de um sistema digestivo fraco e lento ou têm funções hepáticas prejudicadas. Esta é uma explicação real sobre por que duas pessoas da mesma idade, na puberdade, com altos níveis de andrógenos, e que comem os mesmos alimentos que aumentam a toxicidade no sangue, e ainda uma sofre de acne e a outra não. No entanto, alguns estudos médicos, que tentaram estabelecer a causa da acne, mostraram que não há diferença na função hepática entre aqueles que sofrem de acne e aqueles que não. Alguns daqueles que sofrem de acne têm uma fraca capacidade do fígado, mas também têm pessoas que nunca sofreram de acne em sua vida.

A única diferença genética entre aqueles que sofrem de acne e aqueles que não, parece que as glândulas sebáceas são mais sensíveis mesmo ao menor aumento nos níveis de andrógenos.

Essa sensibilidade excessiva dos receptores das glândulas sebáceas é o terceiro fator mais importante e incontrolável da acne. Mas pode haver outros fatores genéticos que diferenciam aqueles que sofrem de acne, como o tamanho das glândulas sebáceas, o tipo de pele e os fatores hereditários desconhecidos. Atualmente, o componente genético mais importante na formação da acne parece ser a sensibilidade dos receptores das glândulas sebáceas.

Resumo

Somente a combinação dos três fatores acima podem desencadear o aparecimento da acne. Se você tem acne, provavelmente possui receptores sensíveis nas glândulas sebáceas e, infelizmente, isso não pode ser alterado.

No entanto, existem dois outros fatores envolvidos na formação da acne, lembremos, problemas hormonais e o acúmulo de toxinas. Então, logicamente, se eliminamos ou reduzimos esses dois fatores, praticamente garantiremos a eliminação definitiva dos sintomas da acne.

Por outro lado, se ignorarmos os outros fatores, praticamente abrimos o caminho para a acne. É tão simples como isso. Isso vai ainda mais longe, se ignorarmos esses fatores controláveis, agravamos a acne. E se melhorarmos esses fatores, sofreremos menos sintomas de acne.

Se você seguir o protocolo corretamente, você fortalecerá seu corpo, purificará as toxinas do seu corpo, equilibrará os hormônios e fortalecerá os órgãos da limpeza, então, independentemente de quão propenso você esteja geneticamente, você nunca experimentará os sintomas da acne.

Capítulo 3 - Sobre o Protocolo

Introdução

Este protocolo é um sistema comprovado que foi desenvolvido, polido e aperfeiçoado por muitos anos, com uma intensa pesquisa anterior, testado com meu próprio filho e depois de conversar com muitas pessoas que sofreram acne, com neuropatas, nutricionistas, verbalistas e homeopatas.

É um protocolo muito completo para a eliminação da acne, que eliminará os fatores que criam o ambiente propenso, onde a acne pode prosperar. Este protocolo atua sobre fatores controláveis, como problemas hormonais e acumulação de toxinas, envolvidos no início da acne, usando uma combinação de protocolos para eliminá-los ou reduzi-los.

Você deve ter em mente que a realização parcial deste protocolo, não garante a eliminação bem-sucedida dos sintomas da acne permanentemente.

A limpeza, rejuvenescimento e reconstrução das funções hepáticas, bem como a limpeza e regeneração do sistema intestinal e digestivo são os fundamentos deste protocolo.

O fígado, nosso órgão desintoxicante mais importante e primário, também é responsável por regular a atividade hormonal, pode ser rejuvenescido e fortalecido, mas somente se o sistema digestivo não estiver comprometido. Para reconstituir adequadamente a função hepática, devemos garantir que os intestinos estejam adequadamente limpos, que tenham um trânsito ideal e que estejam livres de muco e bactérias nocivas. Se o sistema digestivo for lento, as toxinas não podem ser eliminadas adequadamente, sobrecarregando e enfraquecendo o fígado.

É por isso que, só dedicando seus esforços para combinar todas as etapas essenciais assegurará você a erradicação completa desses fatores que causam acne e, obviamente, eliminando as causas, eliminará sua acne.

Pontos Importantes

Limpeza e Reconstrução dos Órgãos de Eliminação

O jejum é um importante processo intensivo de desintoxicação, que alivia o corpo de toxinas armazenadas e permite fortalecer-se e curar-se. Os principais objetivos de limpeza e lavagem são essencialmente, a limpeza, reconstrução e regeneração dos órgãos principais e erradicação da candida.

Realizar uma série de jejuns com sucos irá expulsar as toxinas acumuladas no corpo, eliminando a inflamação da acne, revitalizando as glândulas sebáceas e normalizando a produção de hormônios, ajudando o corpo com vários nutrientes, que fornecem energia e vitalidade.

Jejum com sucos combinado com outros métodos de limpeza do cólon, como produtos de absorção de toxinas, garante que os intestinos estejam livres de muco, de toxinas acumuladas e bactérias prejudiciais, mas também contribui para regenerar a mucosa intestinal.

Isso facilitará e restaurará as bactérias benéficas, regenerará o sistema digestivo, garantindo que as toxinas sejam devidamente expulsas através dos órgãos de eliminação, agora revitalizados e purificados, e restauraram a absorção normal de nutrientes, que também é responsável pelo equilíbrio hormonal.

Várias tisanas de ervas em jejum, juntamente com certas técnicas de manipulação e exercícios, ajudarão seus órgãos na eliminação, se desintoxicando por si mesmos.

O jejum apenas com água, ou no nosso caso, com sucos vegetais com baixo teor de açúcar, combinado com a recuperação das bactérias benéficas, com a ajuda de técnicas de irrigação do cólon, será o primeiro passo para a erradicação da candida, que contamina seu sangue e prejudica seu fígado.

O efeito alcançado após a remoção de um suco de maçã e da erradicação da parasita será rejuvenescer, limpar e purgar as pedras do fígado e da vesícula biliar e outros resíduos tóxicos, resultando em uma enorme melhora na função hepática e uma melhoria notável em sua pele.

Nutrição e Suplementos

Sua pele irá responder de forma positiva quando você ajuda os órgãos de desintoxicação do seu corpo com uma nutrição adequada e alguns suplementos. Comer de acordo com as melhores regras de digestão é outro passo que você deve incorporar na sua rotina diária.

Seguindo apenas este ponto do protocolo não eliminará sua acne. Mas, no entanto, é uma parte importante que você deve combinar com as sessões de jejum para remover as condições que levam à formação da acne.

O principal objetivo é garantir que seu corpo permaneça livre de toxinas, mantendo o funcionamento correto dos órgãos de limpeza do corpo.

Além disso, ao incluir em sua dieta suplementos essenciais, como vitaminas, minerais e ervas, a dieta dará ao seu corpo a força e a energia necessárias para se livrar das toxinas e ajudar a pele a se curar, manter o equilíbrio e restaurar as bactérias benéficas. Estes suplementos devem ser combinados com agentes antifúngicos, que são suplementos de ervas que irão ajudá-lo na batalha final contra a candida.

O protocolo garante que você não está consumindo alimentos errados, que podem envenenar seu sangue e alterar seu equilíbrio hormonal, privando o corpo da energia que ele precisa. Se consume produtos que ajudem na limpeza, com o equilíbrio hormonal e, de preferência crus, com alimentos alcalinos que ajudam a manter o sangue limpo, que mantem o pH adequado do sangue, auxiliam na digestão, melhoram a absorção de nutrientes e ajudam a limpar o corpo do lixo, evitando a acumulação de venenos destrutivos.

Também devem fazer parte do protocolo uma dieta que elimina alguns alimentos e testes de alergia alimentar. O objetivo da dieta de eliminação é melhorar sua dieta com alguns alimentos, que são conhecidos por não prejudicar sua saúde e eliminar alguns que o prejudicam, através de testes de alergia.

O teste de alergia é muito importante, porque existem alguns alimentos que você pode ser alérgico e nem mesmo saber, pode causar acne, embora você se esforce para realizar os outros pontos do protocolo, você deve eliminá-los da sua dieta. Mais claro, impossível.... Todos os seus esforços serão em vão se você não eliminar esses alimentos da sua dieta.

Dieta de Desintoxicação

Em uma dieta de desintoxicação, nós simplesmente eliminamos alimentos que já sabemos são tóxicos e que tornam a acne pior e consumindo principalmente alimentos que ajudam na limpeza interna do corpo.

A dieta de desintoxicação age praticamente o mesmo que a limpeza de sucos, mas é muito mais lenta. A dieta de desintoxicação ajuda o corpo a eliminar os resíduos tóxicos acumulados em tecidos, órgãos e células vitais, expulsando-os através da pele, intestinos, fígado, pulmões, rins e sistema linfático.

Um programa de desintoxicação geralmente é feito antes de usar sucos de limpeza, pois ajudam a facilitar o jejum, deixando a limpeza com suco mais rápido e eficaz. Dois dias antes de começar a jejum com suco ou água, geralmente é melhor fazer uma dieta de desintoxicação sem proteína, limitada a vegetais e frutas cruas.

Para melhorar os casos graves de acne, recomendo alternar dois dias de dieta de desintoxicação e sete dias de jejum com suco e água.

Melhorar o Sono o Controle do Stress

Tal como acontece com a dieta e o jejum, reduzir o stress sozinho não fará com que sua acne desapareça. A redução do estresse também deve ser incorporada em sua rotina diária e combinada com sessões de jejum e aprimoramentos alimentares.

Os objetivos do protocolo de redução do estresse são controlá-lo usando várias técnicas de relaxamento, como exercício, meditação, respiração, riso, fotografia e exercícios de controle mental. O objetivo desses exercícios é baixar os níveis hormonais e eliminar outros sintomas relacionados ao estresse, como o envenenamento do sangue e um sistema imunológico enfraquecido, que são muito importantes na formação da acne.

Melhorar o sono, usando técnicas comprovadas, assegurará que você aproveite o suficiente sono reparador todas as noites, evitando assim os problemas hormonais causados pela privação do sono.

Cuidados com a Pele

Os surtos de acne também podem ser causados por fatores secundários, como a falta de cuidados com a pele ou fazê-lo incorretamente, causas que não devem ser subestimadas.

Existem dois fatores externos principais que podem causar a formação e piorar a acne.

Poros entupidos e pele desidratada

Devido ao uso de produtos da acne muito fortes, usando de hidratantes inadequados e óleos minerais, tomando demasiados banhos de água quente, com a ingestão excessiva de sal ou usando peelings muito profundos, o processo de desidratação da pele pode ocorrer quando se retarda a renovação natural das células da pele ou esfoliação, o que leva a obstrução dos poros. A limpeza agressiva da pele facial também pode desencadear a produção excessiva de sebo para compensar a perda que ocorre. Muitos produtos cosméticos estão carregados com toxinas químicas, que são absorvidas pelo sangue através da sua pele.

Cravos

Espremer e apertar a pele para remover cravos ou comedões fechados, realizado em casa e sem higiene adequada, podem causar uma infecção, pois penetra mais profundamente na pele e às vezes pode se tornar um cisto grande.

O cuidado da pele explicado neste protocolo lhe proporcionará diretrizes saudáveis, dicas e técnicas diárias essenciais para manter sua pele limpa de bactérias, eliminando células mortas e acelerando o processo de cicatrização. Além de métodos adequados para remover espinhas e nutrir a pele de forma natural e segura. O protocolo de cuidados externos da pele irá ajudá-lo a manter sua pele mais vibrante, mais tonificada e com pH equilibrado, mas sem o risco de danificá-la usando técnicas inadequadas ou produtos cosméticos não naturais, o que podem piorar, em vez de melhorar, seus problemas de pele.

Lhe fornecerá informações valiosas sobre os ingredientes mais eficazes para o cuidado natural da pele e produtos antibacterianos e antissépticos seguros e testados. Entre estes produtos estão limpadores naturais muito eficazes, esfoliantes e atratores de toxinas, todos muito benéficos para a pele propensa à acne.

Completando o Protocolo

A única maneira de se livrar de sua acne é realmente se dedicar e fazer o protocolo, que é a combinação ideal que garante que você elimine os fatores controláveis que levam à acne.

Obviamente, realizar o protocolo em parte não garantirá a limpeza duradoura da acne da sua pele. É projetado para trabalhar em perfeita harmonia entre suas partes, a fim de gerar um ambiente corporal sem acne.

Enquanto uma parte limpa profundamente e regenera os órgãos de eliminação, inicia-se o processo de erradicação da candida, por outro lado, a limpeza irá reconstruir as funções do fígado e da vesícula biliar, o que só pode ser feito após os intestinos serem equilibrados e limpos.

O protocolo irá ajudá-lo a erradicar melhor a candida porque mantém o sistema equilibrado e relativamente livre de tóxicos.

O controle do estresse, melhorar o sono e cuidados com a pele visam prevenir a acumulação de toxinas e problemas hormonais, que, como você sabe, estimulam a formação de sua acne, mantendo seu corpo equilibrado e com a pele saudável.

É um protocolo muito eficaz e fácil, mas ao mesmo tempo muito prático, no entanto, requer alguma dedicação e disciplina da sua parte. Fazer um ligeiro engano ou evitar fazer literalmente qualquer parte, ocasionalmente, não terá muito efeito sobre o resultado final.

No entanto, você deve ter em mente que muitas alterações de sua parte podem simplesmente dar resultados ruins, deve manter o foco e seguir o protocolo o melhor que puder. Afinal, é o resultado de muitas horas de busca intensiva de um sistema para remover a acne da raiz, de forma completa e eficaz.

Se você enfrentar algum problema ou precisar de qualquer tipo de apoio emocional e educacional, você pode contatar-me. Eu ficarei feliz em ajudar você.

Estou convencido de que este protocolo pode ser muito eficaz para qualquer pessoa com acne, seja de tipo leve ou moderado e mesmo para casos graves de acne.

Para obter os melhores resultados, você deve continuar por cerca de 2 meses, cerca de 8 semanas.

Mesmo que tenha dúvidas ou quão simples possa parecer este protocolo, lhe asseguro que, se você permanecer fiel aos princípios indicados, terá um grande impacto na sua pele, eliminando totalmente novos surtos de acne, espinhas e cicatrizes e isso terá um enorme efeito positivo sobre sua saúde em geral, sua aparência física e como você se sente.

Alguns dos que o usaram acreditam que é um pouco exigente, e é natural pensar dessa maneira, estamos cercados por publicidade agressiva na TV, na imprensa, em todos os lugares, prometendo uma cura rápida da acne, em muito poucos dias, isto é .... pegar seu dinheiro e correr. No entanto, mesmo que este protocolo possa ser exigente, tenho certeza de uma coisa, funciona e, ainda mais importante, é simples e prático.

Você pode não acreditar agora, mas na verdade é mais fácil com o tempo e fica até mesmo agradável.

É por isso que penso que este protocolo merece uma oportunidade. Eu prometo que você não vai se arrepender.

Introdução - Resultados

Este protocolo destina-se a pessoas que sofrem de acne leve e aqueles que têm formas muito severas de acne. Como você sabe, o objetivo principal do protocolo é erradicar os fatores que causam a acne, em vez de maquiar os sintomas que cobrem os problemas reais.

Portanto, é preciso tempo, paciência e persistência para o completar. Depois de tantos anos comendo alimentos errados, privando o corpo de suas necessidades nutricionais, um estilo de vida errado, usando cremes agressivos e medicamentos prejudiciais, etc., é lógico que leve um tempo para recuperar a pele por si só e limpar o corpo, recuperar os órgãos de eliminação e o equilíbrio natural, onde a acne não pode prosperar.

Devo admitir que recebo continuamente inquéritos de pessoas com acne leve e pessoas sem tempo, que pedem um protocolo que se ajuste melhor ao ritmo de sua vida.

Então, eu criei um protocolo rápido, se você estiver muito ocupado e não pode dar ao luxo de seguir o protocolo completo, ou se você tiver acne leve, sem cistos, protuberâncias ou inflamação extrema ou só em pequenas áreas do rosto.

É curto, extremamente prático e fácil e, se seguido corretamente, pode dar excelentes resultados em sua acne.

Nota: Embora com base no protocolo completo, na maioria dos casos, não corrige permanentemente as causas da acne, permitindo apenas uma melhoria temporária. No entanto, isso lhe dará uma melhoria no curto prazo e, portanto, você pode incentivar-se a seguir o protocolo completo quando tiver mais tempo no futuro.

Protocolo Curto

Protocolo de 6-8 semanas.

Limpeza e Regeneração dos Intestinos

Comece com uma dieta rápida de pepino por 2 dias ou uma dieta de desintoxicação. Se você tem acne moderada, você pode complementar a dieta anterior com um programa de desintoxicação. Ao longo do programa você deve consumir muitos alimentos ricos em fibras e evitar rigorosamente alimentos que prejudicam a acne. Execute pelo menos duas sessões de limpeza/desintoxicação em intervalos de 2 semanas. Isso irá limpar e regenerar parcialmente os intestinos.

Limpeza e Reconstrução dos Órgãos de Eliminação

Após duas sessões de limpeza, em intervalos de duas semanas, realize doze dias de lavagem de fígado e vesícula, consistindo de sete dias de limpeza de parasitas, três dias de limpeza com sucos e três dias de recuperação do fígado. Deve ser tomado um chá de desintoxicação diariamente durante todo o período. Isso irá limpar, fortalecer e reconstruir a função do fígado e vesícula.

Normalizar Hormônios

De 2 a 4 colheres de sopa (em total), de óleo de coco, óleo de borragem e óleo de fígado de bacalhau diariamente e consumir alimentos para limpeza e equilíbrio hormonal, da lista dos que melhoram a acne. Concentre-se em vegetais sem amido, alho, couves, maca, alfafa, linhaça, aveia, aipo, salsa, ruibarbo, erva e macarrão de trigo. Certifique-se de beber todos os dias pelo menos 12 copos de água mineral.

Suplementos

Tomar os seguintes suplementos todos os dias durante o programa, zinco, lecitina, selênio, vitaminas C e E e do complexo B, magnésio, beta caroteno e Saw Palmetto.

Eliminar a candida

Tomar óleo de orégano e extrato de folha de azeitona por algumas semanas depois de ter alcalinizado seu corpo, pelo menos 2 sessões de desintoxicação e uma limpeza do fígado. Alternar entre os dois anti-fungos por 4 semanas. Para uma infecção grave de candida, tomar um produto de eliminação durante 30-60 dias aproximadamente.

Cuidados da Pele

Seguir o plano diário de cuidados da pele.

Controle de estresse, exercício, exposição ao ar fresco, luz solar e otimização do sono

Seguir um protocolo de controle de estresse todos os dias, fazer exercícios regularmente e assegurar-se de ter pelo menos 7 horas de sono de qualidade. Seguir as instruções para melhorar o seu sono e os conselhos sobre o ar fresco e a luz solar.

Sobre o Protocolo

Este protocolo destina-se a pessoas que sofrem de acne leve e aqueles que têm formas muito severas de acne. Você deve seguir o protocolo se quiser alcançar resultados impressionantes.

A base do protocolo é dividida em oito semanas, quatro sessões de duas semanas.

Para pessoas com formas muito severas de acne, recomenda-se a realização do protocolo avançado completo. É muito mais intenso, mas os melhores resultados são obtidos.

Existem vários capítulos no protocolo, que você pode acessar individualmente. Eu recomendo que você leia o livro inteiro antes de saltar para os capítulos individuais, apenas assim você terá uma imagem global mais clara do seu problema.

O mais importante é lembrar os princípios e diretrizes básicas do protocolo e a combinação e ordem em que devem ser realizadas.

Para limpar sua pele, você deve seguir uma combinação de protocolos, em uma ordem específica.

Uma das etapas mais importantes é o protocolo de limpeza da pele.

Recomenda-se repetir este ciclo, limpando parasitas do cólon, sangue, linfonodos e rins, até que sua pele esteja limpa. Normalmente, com 2-3 ciclos é suficiente para conseguir uma pele sem acne.

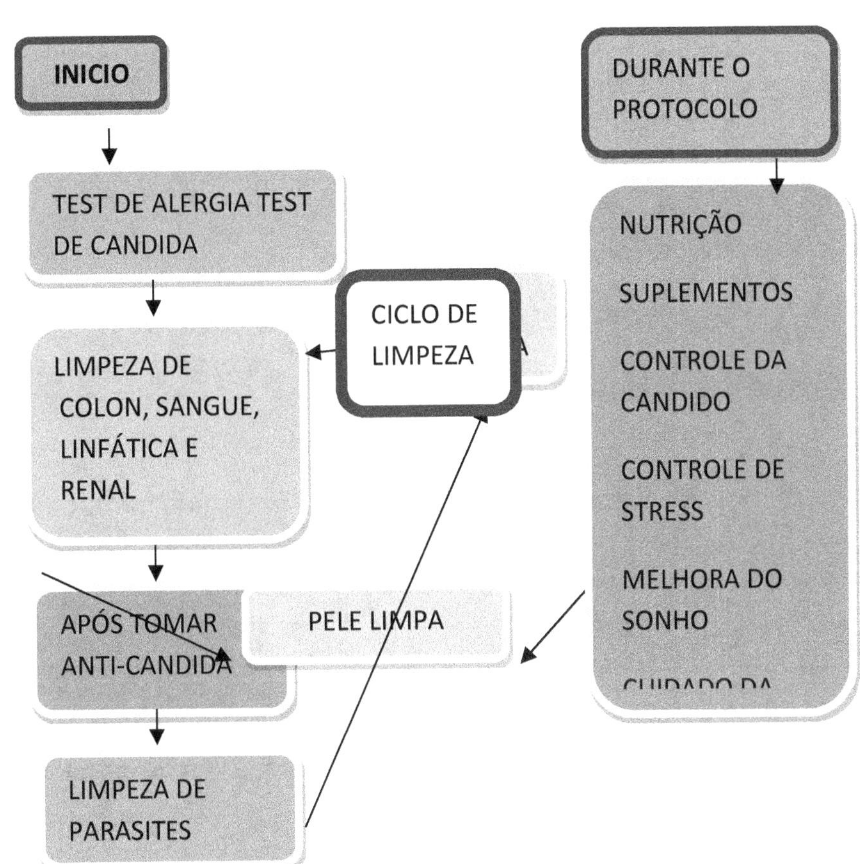
INICIO
TEST DE ALERGIA TEST DE CANDIDA
LIMPEZA DE COLON, SANGUE, LINFÁTICA E RENAL
CICLO DE LIMPEZA
APÓS TOMAR ANTI-CANDIDA
PELE LIMPA
LIMPEZA DE PARASITES
DURANTE O PROTOCOLO
NUTRIÇÃO
SUPLEMENTOS
CONTROLE DA CANDIDO
CONTROLE DE STRESS
MELHORA DO SONHO
CUIDADO DA

Passo a Passo ->

Primeiro Mês

Primeira Sessão de Duas Semanas:

Cinco dias - Iniciar protocolo

Dois dias - Dieta de desintoxicação

Três dias - Sucos

Dois dias - Dieta de desintoxicação intensiva:
apenas vegetais crus e frutas 100% orgânicas

Dois dias - Iniciar protocolo:

*Seguir diariamente o protocolo natural de cuidados
da pele com acne

*Praticar diariamente pelo menos duas técnicas de
controle de estresse

*Fazer diariamente exercícios e seguir as estratégias
de aprimoramento do sono e as sessões de ar fresco
puro

Segunda Sessão de Doze dias do Protocolo de
Duas Semanas:

Dois dias - Iniciar protocolo

Doze dias - Limpeza do fígado e da vesícula biliar

*Seguir diariamente o protocolo natural de cuidados da pele com acne

*Praticar diariamente pelo menos duas técnicas de controle de estresse

*Fazer diariamente exercícios e seguir as estratégias de aprimoramento do sono e as sessões de ar fresco puro

*Executar teste de eliminação e alergia e teste de candida

Nota: Se você sofre de acne moderada ou acne cística grave, é altamente recomendável complementar a cada dois dias uma dieta de desintoxicação no programa de desintoxicação de sete dias.

Segundo Mês

Primeira Sessão de Duas Semanas:

Dois dias: Dieta Detox

Doze dias: Seguir o protocolo

*Seguir diariamente o protocolo natural de cuidados da pele com acne

*Praticar diariamente pelo menos duas técnicas de controle de estresse

*Fazer diariamente exercícios e seguir as estratégias de aprimoramento do sono e as sessões de ar fresco puro

Segunda Sessão de Duas Semanas:

Dois dias: Limpeza do fígado e da vesícula biliar

Dois dias: Seguir o protocolo

*Seguir diariamente o protocolo natural de cuidados da pele com acne

*Praticar diariamente pelo menos duas técnicas de controle de estresse

*Fazer diariamente exercícios e seguir as estratégias de aprimoramento do sono e as sessões de ar fresco puro

Nota: Se você sofre de acne moderada ou acne cística grave, é altamente recomendável complementar a cada dois dias uma dieta de desintoxicação no programa de desintoxicação de sete dias.

Passo a Passo Avançado

Sessão de Duas Semanas

Cinco dias: Protocolo Completo

Dois dias - Dieta de desintoxicação intensiva:
apenas vegetais crus e frutas 100% orgânicas

Três dias - Sucos

Dois dias - Jejum com água

Dois dias - Dieta de desintoxicação intensiva:
apenas vegetais crus e frutas 100% orgânicas

*Seguir diariamente o protocolo natural de cuidados
da pele com acne

*Praticar diariamente pelo menos duas técnicas de
controle de estresse

*Fazer diariamente exercícios e seguir as estratégias
de aprimoramento do sono e as sessões de ar fresco
puro

Nota: Se você sofre de acne moderada ou acne
cística grave, é altamente recomendável
complementar a cada dois dias uma dieta de
desintoxicação no programa de desintoxicação de
sete dias.

Este protocolo é o resultado de muitos testes e
muitos erros, até encontrar e experimentar o que
funciona melhor e em que ordem. Por isso,
recomenda-se, para obter os melhores resultados,

seguir estas sugestões conforme elas foram escritas e na ordem dada.

Existem alguns princípios que devem estar em todos os protocolos. Não é coincidência.

Aqueles que agravam a acne,

Esfoliantes,

Alcalinizantes.

Os suplementos são cruciais para o seu sucesso, por isso recomendo segui-los durante o protocolo.

Se depois de completar o protocolo, você não se livrou completamente da acne, você deve continuar fazendo uma sessão semanal de limpeza do fígado, para eliminar a acne.

É aconselhável manter notas de seus sentimentos, pensamentos e progresso geral. É um conhecimento inestimável, que pode ajudá-lo a progredir.

Não importa o quão esmagador o protocolo possa parecer agora, é fácil de incorporar a sua rotina diária. Durante o protocolo, meu filho estudou e me ajudou na minha oficina de mecânica e fez o protocolo confortavelmente, apesar de tantas horas de estudo e trabalho. Por outro lado, o protocolo traz um dia a dia mais vibrante, vivo e criativo, à medida que o renova por dentro.

Então, siga e você verá. É muito mais gratificante do que você imagina. Se você tiver alguma dúvida, não hesite em contatar-me.

Plano de Manutenção

Embora você tenha feito apenas o protocolo básico, é provável que você perceba a eliminação da maioria dos seus sintomas da acne, a melhoria substancial da sua saúde e você se sentir rejuvenescido e mais forte.

No entanto, o mais importante agora é manter os resultados alcançados e manter sua pele sem acne, para isso você deve incorporar as seguintes diretrizes em sua rotina:

Seguir os princípios do protocolo de forma permanente.

Praticar pelo menos duas das técnicas diárias de gerenciamento do estresse, por exemplo, meditação, exercício, riso, fotografia e controle mental.

Fazer diariamente exercícios e seguir as estratégias de aprimoramento do sono e as sessões de ar fresco puro.

Seguir as orientações do protocolo sobre o cuidado diário da pele.

Realizar um dia de jejum com água, pelo menos a cada duas semanas.

Realizar uma limpeza com sucos por três dias todos os meses.

Realizar uma dieta de desintoxicação de sete dias a cada três meses.

Realizar uma limpeza do fígado e da vesícula biliar a cada três meses.

Realizar o protocolo básico uma vez por ano.

Capítulo 4 - Limpeza e Depuração

Introdução

Por que limpar?

Um bom programa de limpeza não só o libertará de muitos dos sintomas da doença, que se manifestam como dor crônica, problemas de pele e perda de cabelo, bem como da acne, o que lhe ajudará mentalmente e lhe dará um grande impulso de energia e lhe livrará de muitos pensamentos e sentimentos negativos.

Quando o sistema digestivo se torna lento e com muitas toxinas, é fraco e ineficiente. Intestinos com toxinas levam a envenenamento de sangue e fígado fraco. Um fígado preguiçoso e fraco é incapaz de remover o excesso de acidez e toxinas, que serão liberadas por outras partes do corpo, como os rins, coração, cérebro, pele, linfonodos, etc. O resultado são sintomas relacionados aos órgãos onde as toxinas se acumularam. Qualquer doença como a acne pode ser evitada e superada permanentemente, mas essas toxinas devem ser eliminadas.

Uma limpeza completa ajudará o corpo a liberar toxinas do fígado, rins e sistema linfático. Si se faz uma depuração do fígado, a função destes órgãos vitais de eliminação é reforçada, resultando em um corpo mais equilibrado e eficaz, capaz de se curar e eliminar muitos sintomas, como a acne.

A maneira mais fácil e mais barata de limpar o cólon, sangue e sistema linfático é o jejum com sucos, combinado com várias técnicas de desintoxicação, usando absorventes de toxinas, bebendo ervas e fazendo edemas.

O que é jejum?

O jejum é uma técnica simples, onde alimentos ou alguns tipos específicos de alimentos não são consumidos por um tempo, permitindo que o corpo se recupere e se cure. É um fato comprovado que nosso corpo tem uma grande capacidade para se curar.

Quando o alimento é consumido, o corpo deve digerir, processar, analisar e assimilar. Ao passar por períodos de estresse ou atividade física, o corpo não consegue se concentrar na evacuação de toxinas que entraram e armazenadas em excesso. Quando você faz jejum, o corpo automaticamente concentra sua energia na eliminação dos venenos e a limpeza; para recuperar e curar-se dos diferentes distúrbios e problemas que ele tem.

O princípio é simples, deixamos o corpo rejuvenescer e curar-se, através do poder do jejum.

Por que você deve jejuar?

O corpo tem uma capacidade limitada de evacuar e eliminar grandes quantidades de produtos químicos tóxicos acumulados e materiais estranhos inalados, criados através do estresse e ansiedade, ou através dos alimentos tóxicos consumidos. Estes metais tóxicos e outros contaminantes são perigosos para a nossa saúde, para o sangue armazenado em nossos tecidos e órgãos vitais. Estes venenos sobrecarregam significativamente nossos órgãos de limpeza, como os intestinos, os rins e o fígado.

Quando estas toxinas entram no sistema, o corpo já está doente. Quando nosso corpo não é capaz de limpar a grande quantidade de toxinas que o sangue acumula em um determinado órgão, ficamos doentes.

Quando o sistema de uma pessoa doente é carregado com toxinas, diferentes tipos de metais, drogas, resíduos metabólicos, etc., o corpo procura maneiras urgentes para baixar esses venenos. Muitas vezes, o órgão através do qual o corpo decide expulsar seus resíduos, é afetado com sintomas de doença.

Se o corpo tenta evacuar os venenos dos pulmões, você pode pegar um resfriado. Se você evacuar as toxinas através de seus pés, você terá pé de atleta. Existem vários sintomas causados pelo acúmulo de toxinas, como dores de cabeça, congestão nasal, alergias, confusão, diarreia e acne.

A pele é uma alternativa por onde o corpo descarrega o excesso de toxinas. Acredita-se que as doenças crônicas se desenvolvem uma vez que o corpo entra em um estado de sobrecarga extrema de toxinas, onde os órgãos são, irremediavelmente, parcialmente ou totalmente destruídos. O jejum é uma excelente solução, que libera o corpo de toxinas armazenadas e permite fortalecer-se e curar-se. Em suma, o jejum limpa a corrente sanguínea, células, tecidos e órgãos internos, para prepará-los para o processo de cicatrização.

O Jejum e a Acne

A acne, bem como muitos sintomas e doenças do corpo, respondem muito favoravelmente ao jejum, bem como a maioria dos sintomas associados à doença, que praticamente desaparecem.

O jejum é um passo crucial, pois limpa e regenera os órgãos de limpeza do corpo, estabelece as bases para a eliminação da candida, expulsa as toxinas acumuladas do corpo, elimina a inflamação da acne,

revitaliza as glândulas sebáceas e normaliza a
produção de hormônios.

Tipos de Jejum

Alguns tipos de dieta também são chamados de
jejum, embora eles realmente não sejam. O jejum é,
no sentido estrito da palavra, simplesmente evitar
qualquer tipo de alimento. Nesse sentido, limpar com
sucos ou com maçã ou pepino, não são jejuns, mas
mono-dietas.

Estas dietas são uma grande ajuda para aqueles
que nunca jejuaram, antes de experimentar um jejum
real. Estas mono-dietas também podem funcionar
como estágios preliminares antes da limpeza do
fígado ou do jejum com água, mas nunca como
substituição.

Ao contrário dos jejuns de maçã ou pepino, o suco
de limpeza é muito mais benéfico. Ele não apenas
expulsa as toxinas acumuladas do corpo e permite
restaurar o trato digestivo durante o jejum líquido ao
contrário das mono-dietas, mas também permite
uma limpeza mais intensa, segurando no corpo
alguns nutrientes que fornecem energia e vitalidade,
ao contrário das mono-dietas, que se limitam à
alimentação de uma determinada fruta ou vegetal.

É por isso que é sempre preferível uma limpeza de suco para uma mono-dieta.

O jejum com água é muito eficaz quando você quer curar doenças graves ou crônicas, mas não é recomendado para iniciantes, pois não pode ser combinado com as atividades diárias normais. É sempre recomendável começar com sucos e depois tentar a água, para fazer a limpeza com reações menos intensas do corpo.

Os jejuns de uma semana são considerados jejuns curtos. Embora um jejum de um dia, se feito regularmente todas as semanas, pode fortalecer o sistema imunológico e aumentar seu vigor e vitalidade, os jejuns de três dias dão ao corpo uma oportunidade real de melhorar. Nos jejuns de três dias, mesmo jejuns com sucos, o corpo agradecerá um tempo para limpar completamente tantos anos de acumulação de resíduos tóxicos. No entanto, na maioria dos casos, três dias não são tempo suficiente para a reparação intensiva e total, ou limpeza celular profunda. Para permitir que o corpo se fortaleça, se cure e volte a um estado de equilíbrio, você deve encontrar uma maneira de fazer o período de limpeza de três dias e combiná-lo com uma sessão de jejum mais curta com água.

Diretrizes do Jejum

Quando?

O tempo ideal para o jejum é quando você pode relaxar, onde você não está sujeito a muita pressão ou estresse, ou atividades que requerem muita energia. É por isso que as férias são um momento excelente e eficaz para o jejum.

Mas a cura não ocorre quando você faz o jejum durante um período de estresse emocional ou mental. Um período de jejum deve ser um tempo para economizar energia. Você também deve se certificar de que há no lugar as mínimas distrações.

Outro fator importante a considerar é o clima. Primavera e outono são os melhores tempos para jejum, enquanto o jejum não é recomendado no tempo frio, uma vez que a temperatura corporal cai nos jejuns devido à falta de calorias, tornando o corpo muito sensível ao frio.

Geralmente é melhor realizar as sessões de jejum, de sexta-feira a segunda-feira, durante as férias de verão.

O que comer antes do Jejum

O jejum é uma oportunidade para preparar seu corpo para a verdadeira transição entre alimentos sólidos e líquidos. Você também deve se preparar mentalmente para a mudança.

Pré-limpeza com Sucos

Um jejum eficaz anterior com sucos deve ser por um período de pelo menos 3 dias antes do jejum real. Uma pré-limpeza ideal consiste em saladas, sucos e frutas. Deve evitar consumir carboidratos refinados, pão, produtos lácteos, peixe e qualquer tipo de carne. Também é importante beber bastante água.

No primeiro dia de sua dieta de limpeza com sucos, você deve comer legumes cozidos, saladas cruas, frutas e sucos. No segundo dia você deve comer saladas e frutas cruas e beber muitos sucos. No terceiro dia eu recomendo que você coma apenas frutas e sucos.

Para uma digestão ideal, assegure-se de seguir as diretrizes.

Outra opção é fazer uma mono-dieta como dieta antes do jejum. Você pode fazer, um dia comer apenas maçãs e dois dias comer apenas uvas. Você pode substituir as maçãs ou as uvas por brotos e conseguir resultados ainda melhores, porque esse tipo de alimento é um limpador muito eficaz.

Antes do Jejum com Água

A dieta ideal antes do jejum com água é uma limpeza com suco de 2-3 dias. Como mencionado acima, antes de limpar com sucos deve ser feita uma mono-dieta ou uma dieta de limpeza prévia.

O que acontece durante o Jejum?

Durante um jejum longo, ocorrem algumas mudanças químicas. Nos primeiros dias de um jejum longo você tem uma perda de peso dramática, principalmente água e minerais.

A próxima fase é caracterizada por dores musculares, acne, exaustão, diarreia e outros sintomas de gripe desconfortáveis. Isso acontece porque o fígado elimina muitas toxinas acumuladas por muitos anos. Todos os aromatizantes artificiais, medicamentos, conservantes e pesticidas entram na corrente sanguínea. Pode parecer que seus problemas estão piorando, mas não é assim. Na verdade, você está no caminho certo no estágio de recuperação e cura.

Na última etapa de um longo jejum, por exemplo, nos últimos dias de um jejum de água de 7 dias, há uma maior sensação de bem-estar e vitalidade, porque as toxinas são purgadas no nível celular. Você provavelmente se sentirá melhor, cheio de energia e em estado de euforia.

Lavagem de Frutas e Vegetais

Vegetais e frutas que não provêm de culturas orgânicas geralmente contêm altos níveis de pesticidas, bactérias e parasitas. Algumas frutas e vegetais orgânicos estão mais disponíveis do que outros. Por exemplo, é muito mais fácil encontrar cenouras orgânicas em uma loja ou supermercado do que beterrabas orgânicas ou aipo.

Os produtos químicos agrícolas são difíceis de eliminar completamente. Às vezes, existem alguns produtos químicos, mesmo em vegetais orgânicos. No entanto, usando a mídia e as técnicas apropriadas, é possível remover os parasitas e produtos químicos de frutas e vegetais.

O método mais comum é colocar quatro colheres de chá de sal e suco de limão em uma tigela cheia de água fria. Os vegetais são colocados em água e depois enxaguados. Você também pode colocar os vegetais em água fervente. Matará a maioria dos germes, mas este método não é adequado para os vegetais mais frágeis, como a alface.

Dieta para quebrar o Jejum

Nosso instinto de fome é muito forte e pode ser enganador. Quebrar o jejum, especialmente quando dura mais de 3 dias, irá desenvolver um instinto quando você o faz. É muito importante realmente sentir e saber quando é o momento ideal para deixar o jejum. Também é muito difícil de adivinhar.

Você deve saber, não só quando parar, mas também saber como parar. Ir para comer um hambúrguer, em um momento em que seu fígado, rins, coração e intestinos estão em um estado muito sensível pode causar estresse, que pode ser muito intenso. Você não deve estender o período de jejum além de suas necessidades. Você deve controlar seu desejo.

A regra geral é ouvir seu corpo e entender suas necessidades. Tente distinguir entre um falso sentimento de fome e um desejo real de comida. A principal diferença entre os dois é que a fome é mais gradual e começa como simples curiosidade, com pensamentos de alimentos e que se desenvolve lentamente. Falso fome é mais parecido com um ataque de pânico temporário. Isso não é fome, é sua mente enganando você. Quando você estiver com fome, você saberá. Confie em mim.

O desejo gradual de comida tem formas típicas de decepção, desenvolvendo curiosidade sobre questões relacionadas à alimentação, etc. Se for o seu primeiro jejum longo, recomendo que você pare o jejum nesse momento. Caso contrário, você simplesmente manterá a fome.

Quando se quebra o jejum, você deve começar por comer apenas alimentos ricos em água, como laranjas, uvas, melancias, tomates, pepinos, etc. Então você pode beber leite de amêndoa que é rico em proteínas. Você pode começar a comer sopas de germinados. Eles podem ser altamente satisfatórios. Você pode tentar complementar com batidos de frutas, mas você deve evitar a banana. É um alimento com baixo nível de água.

Principais Diretrizes

Comer como um bebê, em pequenas doses e muito devagar.

Estimular as glândulas digestivas adicionando aipo, vinagre de mel ou alho na sua dieta.

Expandir sua dieta com saladas de folhas verdes, abacate e preparados com sementes de gergelim.

Comer castanhas secos, mas em pequenas quantidades.

Somente após 2 ou 3 dias você deve estender a dieta com grãos integrais e legumes cozidos, como brócolis, batatas, legumes, etc.

Dicas para o Jejum

Tomar um banho com sal Epsom.

Meditar.

Desconectar a TV.

Sair a caminhar.

Desligar o seu celular.

Limitar suas conversas com pessoas.

Obter uma boa noite de sono.

Três Dias de Limpeza com Suco

Introdução

A limpeza com sucos é uma dieta líquida que consiste apenas em vegetais, suco de frutas, líquidos e água. O suco extraído de frutas e vegetais crus é rico em fitoquímicos, elementos alcalinos, vitaminas e minerais, enzimas e açúcares naturais, que são absorvidos diretamente na corrente sanguínea e não requerem nenhum esforço do sistema digestivo.

Para fazer um suco de limpeza, misture em um copo diferentes sucos de frutas e vegetais concentrados e com muitas vitaminas, como cenouras, salsa, aipo, pimenta verde, limão, etc. Fazendo que o sistema digestivo possa absorver a maior parte do valor nutritivo do vegetal/fruta.

A limpeza com sucos é muito mais segura e fácil do que o jejum com água porque ajuda o corpo nutricionalmente, mas que desintoxica suavemente e com segurança, permitindo que você se concentre em se curar você mesmo. Somente depois de ter limpado os anos de acumulação de tóxicos, você pode dar um passo à frente e começar com a água, o que é muito mais intenso.

A limpeza com sucos funciona em dois níveis. Expulsa as toxinas acumuladas no corpo e é compatível com vários nutrientes que fornecem energia e vitalidade. A limpeza com sucos fornece ao corpo nutrição e calorias suficientes, o que lhe dá energia suficiente para trabalhar, estudar ou qualquer coisa. Não é necessário mudar muito sua rotina para fazer uma limpeza com sucos. No entanto, é aconselhável não se esforçar e relaxar durante a limpeza com suco e abster-se de atividade física.

Elimina a maioria das doenças das pessoas, incluindo doenças crônicas como leucemia, artrite, câncer, hipertensão arterial, distúrbios do fígado e do rim, infecções de pele e acne.

Durante a limpeza com sucos, ocorrem muitas alterações metabólicas e uma grande quantidade de toxinas são liberadas do cólon, bexiga, fígado, rins, pulmões e pele. São desintoxicados a linfa e o sangue. No terceiro dia de limpeza com sucos, você perderá a vontade de alimentos e seu sistema digestivo estará em repouso, permitindo que o cólon expulse os anos de acumulação de toxinas que causam as doenças.

Se a sua primeira limpeza com sucos se torna difícil, você pode incorporar banana ou abacate no seu suco, embora não seja recomendado, pois diminuirá o processo de cura.

Você deve beber tanto quanto você quiser, no entanto, você deve minimizar sucos de frutas ácidas e de alto teor de açúcar porque exigem que o pâncreas produza níveis excessivos de insulina, o que pode levar à acne.

Uma última recomendação: Esforce-se para comprar frutas e vegetais orgânicos certificados em vez de normais. Os vegetais, especialmente folhas que não são orgânicos, contêm altos níveis de pesticidas, que também são absorvidos pelo seu corpo. Além disso, faça seu próprio suco. Você nunca deve substituir sucos recém-espremidos com sucos pasteurizados ou sucos engarrafados.

Sucos contra a Acne

A única maneira de maximizar o efeito de uma limpeza com suco em seu problema de pele é seguindo as seguintes diretrizes.

Consumir tantas bebidas verdes quanto possível e minimize frutas e vegetais com amido e açúcares. Não se esqueça do suco de pasto agropiro.

Beber muita água, mas não da torneira e chá de ervas, minimizando o leite de nozes.

Se necessário, tome apenas vitaminas solúveis em água. Tome vitaminas e minerais essenciais diariamente, mas não qualquer mineral.

É crucial estimular os órgãos de eliminação como fígado, rins, pulmões, intestinos e pele, e ajudar a eliminar as toxinas durante o jejum.

É crucial para a reabsorção de toxinas no sangue, o uso de edemas diários e beber batidos de bentonite.

Tomar enzimas digestivas todos os dias, para melhorar a ruptura da placa que se forma nos intestinos.

Seguir o protocolo de gerenciamento de estresse e otimização do sono.

Seguir diariamente o protocolo natural de cuidados da pele.

Sucos Básicos

Combinações de Frutas

Toranja, Laranja, Maçã, Melancia, Pêra, Abacaxi,
Uva

Maçã, Mirtilo, Pêra, Laranja, Inhame

Melancia, Limão, Abacaxi, Laranja, Batata Doce

Nota: Devido à alta quantidade de açúcar nas frutas,
aqueles que já sofrem de acne devem limitar a
ingestão de sucos de frutas, até um máximo de 1
porção por dia.

Combinações com Cenoura

Cenoura, Beterraba

Cenoura, Beterraba, Pimentão verde

Cenoura, Beterraba, Pimentão verde, Salsa,
Repolho

Cenoura, Espinafre

Cenoura, Maçã, Alfafa germinada

Cenoura, Espinafre, Repolho, Pimentão, Aipo,
Coentro, Alho, Salsa, Pepino, Rabanete, Manga

Cenoura, Maçã, Gengibre

Cenoura, Aipo, Batata, Rabanete

Nota: Cenoura e beterraba fornecem muita energia e vitalidade. Devido à alta quantidade de açúcar, aqueles que já sofrem de acne devem limitar a ingestão de sucos de cenoura, até um máximo de 1 porção por dia.

Importante: Devido à alta quantidade de açúcar nas frutas, aqueles que já sofrem de acne devem limitar a ingestão de sucos de frutas, até um máximo de 1 porção por dia. Se você tem uma infecção grave por candida, você deve evitar os sucos de frutas. Limões e limas são a exceção a essa regra.

Atenção!

Nunca tome suco de beterraba só. Sempre misturar com outras frutas ou vegetais. A beterraba é um limpador muito poderoso e pode causar sintomas de cura intensas.

Combinações Verdes

Aipo, Espinafre

Aipo, Espinafre, Tomate

Aipo, Espinafre, Tomate, Repolho

Aipo, Espinafre, Tomate, Repolho, Limão

Aipo, Espinafre, Tomate, Repolho, Endro, Alho

Aipo, Espinafre, Tomate, Repolho, Pimenta, Endro,
Gengibre

Aipo, Erva-doce, Pepino

Tomate, Repolho, Alho, Limão

Alface, Repolho, Aipo, Limão

Alface, Espinafre, Pepino

Limão, Cebola, Batata doce, Aipo, Beterraba, Limão,
Rabanete

Aipo, Maçã, Pepino

Nota: As combinações vegetais são excelentes
tonificantes nervosos, desintoxicando e limpando o
sangue. Uma bebida verde por dia proporcionará
mais do que suficiente.

Especialmente para aqueles que sofrem de acne,
praticamente não há limite para a ingestão de sucos
de vegetais verdes. Você pode beber entre 1 e 2
litros de suco verde todos os dias.

Pasto Agropiro

O pasto do trigo é provavelmente o mais poderoso suco disponível na Terra. Tem uma grande quantidade de clorofila, o pigmento verde das plantas, também chamado de sangue das plantas, tem grandes poderes de cura.

Esta planta limpa o cólon, alcaliniza o sangue, cura feridas, purga o fígado, aumenta a atividade enzimática e possui muita vitamina E e antioxidantes.

A dose recomendada é de 50 gramas por dia, com o estômago vazio. Não beber demais nem beber muito cedo. Isso pode levar à hiper-desintoxicação, o que pode resultar em náuseas.

Outros Líquidos

Além de sucos e água, existem várias opções mais saudáveis para escolher. Você pode beber chá de ervas ou leite de amêndoas, por exemplo.

Chá de Ervas

Os chás são feitos de ervas secas recém cortadas, conhecidas pelos seus valores culinários e medicinais. Eles não contêm cafeína e são altamente terapêuticos. Alguns chás de ervas ajudarão a prevenir as náuseas e suprimir o apetite.

Alguns aportam minerais e vitaminas e alguns, como a calêndula consolda, são muito nutritivos. Não há quase nenhum limite para as ervas que você pode beber durante o jejum.

Exemplos de chás de ervas terapêuticas e nutricionais são salsa, hortelã, cravo-da-índia, alfafa, consolda, paprika, camomila, roseira e alga marinha.

Para estimular a digestão use cravo-da-índia, canela, noz-moscada.

Para estimular os intestinos, use alcaçuz, cascara sagrada.

Limpeza do Fígado com Ervas: Dente-de-leão, bardana, raiz romace, entre outros estão disponíveis para chás de desintoxicação diária.

Ricos em magnésio: Alga marinha, salsa, alho, hortelã

Ricos em vitamina C: Confrei, rosa mosqueta, orégano, folhas de morango

Ricos em cálcio: Dente de leão, camomila, alga marinha

Leite de Castanhas

Estes leites são bons para o apetite, e são geralmente bons para jejuns de mais de 2 semanas, quando o apetite já é desconfortável. Os leites de amêndoa e sésamo são muito eficientes para o apetite, devido à proteína que possuem. Eles são muito bons para tomar alguns dias antes de começar um jejum, especialmente para iniciantes.

Estes leites se misturam com uma colher de chá de mel e um copo de água, todos os dias, mas somente quando você está limpando com sucos e você começa a sentir o desejo de comida. O leite fornece muita proteína e gordura, e é muito nutritivo.

Evitar as castanhas de caju, porque formam um purê e sua gordura pode diminuir o processo de desintoxicação.

Proteína e Jejum

A proteína existe em todas as plantas da Terra. Não é mais do que um mito, que você só pode encontrar boas fontes de proteína em alimentos como carne e queijo. Os leites de pasto agropiro em pô podem ser boas fontes de proteína, mas devem ser tomados com moderação. Em um processo de desintoxicação, a proteína não é necessária. Você praticamente pode viver sem proteína por longos períodos de tempo. No entanto, um alto desejo de alimentos ricos em proteínas durante o jejum é um sinal de que é hora de terminá-lo.

Vinagre de Maçã

É uma bebida com efeitos antissépticos e antibióticos muito potentes. Você só precisa comprar vinagre de maçã orgânico ou preparar seu próprio vinagre, é muito fácil. Esta bebida atua como um poderoso limpador e ajudará a manter o equilíbrio ácido/alcalino de seus intestinos. Colocar duas colheres de sopa num copo de água, todas as manhãs, com o estômago vazio.

Enzimas Digestivas

Para incentivar a ruptura da placa que é construída nos intestinos, você deve tomar enzimas digestivas todos os dias.

Tomar as enzimas de manhã, acompanhado por uma fatia de gengibre fresco e água purificada.

Agua

Faça o que fizer, não se esqueça de beber muita água. A água é um limpador poderoso que remove todos os tipos de fluidos da bexiga, dos rins e do sistema digestivo. A água é muito nutritiva e também contém muitos minerais valiosos.

É importante beber água mineral ou purificada. Não beber água da torneira, não é permitido. Mesmo que eles o façam acreditar que são totalmente inofensivas, essas águas estão contaminadas de várias maneiras e já são um problema de saúde global. Evitar também usar água destilada. Este tipo de água é mortal. Tentar evitar água potável de fontes. A água das fontes é realmente, água depois da nascente, já contaminada. Como a maioria dos nossos rios e lagos, as fontes não são mais puras. E melhor beber água filtrada ou mineral.

Misturar um pouco de suco de limão na água também tem um efeito laxante, o que estimula o sistema digestivo. Espremer meio limão em água morna. Beber imediatamente após levantar-se de manhã antes de um batido de linhaça e argila bentonítica.

Durante a Limpeza

Durante a Limpeza com Sucos

Esteja alerta para quaisquer sintomas de alergia. Estes são sintomas de cura, que podem ser semelhantes aos sintomas da gripe, tais como febre, acne, dor muscular, fraqueza, bronquite, asma.

Tenha em mente que esta é simplesmente a reação do seu corpo, a grande quantidade de toxinas que estão neste momento na corrente sanguínea, antes de ser expulsas. Independentemente da origem dessas toxinas, existem sintomas de doenças relacionadas aos órgãos que atravessam. Se estão tentando passar por seus pulmões, você terá asma, se for através da pele, você terá acne. Mas não tenha medo, uma vez que estes sintomas de cura duram pouco, e quanto mais intenso melhor a recompensa subsequente.

Nota importante: Se os sintomas são realmente fortes, por exemplo, se você tiver uma febre muito alta, talvez seja necessário quebrar o jejum. Ao consumir alimentos, as toxinas são diluídas na corrente sanguínea e você se sentirá melhor.

Nota: Se você tem diabetes ou hipoglicemia, você deve se abster de sucos e alimentos doces.

Como Tomar os Sucos

Especialmente quando se trata de sucos de frutas e vegetais, recomenda-se manter e aquecer a bebida na boca até atingir a temperatura corporal. Ao misturar o suco com a saliva, ajudará o corpo a absorver todos os nutrientes do suco.

Você também deve tirar os vegetais da geladeira uma meia hora antes de fazer o suco. Isso ajudará as enzimas a trabalhar muito melhor.

Exercício

O exercício é excelente para a pele. Fornece oxigênio para as células da pele e aumenta o fluxo sanguíneo, também melhora o processo de cicatrização da pele e a limpa de dentro. O exercício pode realmente ajudar você a eliminar a acne, pois o suor limpa os poros.

Um bom exercício irá equilibrar os níveis de alguns hormônios, que são diretamente responsáveis da acne. O exercício também irá melhorar as funções dos órgãos internos, ajudando a eliminar toxinas de forma mais eficaz.

Durante uma dieta de jejum e desintoxicação, é importante realizar alguma atividade física.

Exercícios aeróbicos como natação, caminhadas, saltos em um trampolim e ciclismo são os melhores porque exigem um ligeiro esforço do sistema respiratório sem causar muito estresse e gasto de energia. Com isso, os pulmões aumentam sua atividade e expulsam as toxinas. O sistema linfático também remove os resíduos.

O yoga é outro exercício muito eficaz para liberar toxinas, oxigenar o sangue e aliviar a tensão acumulada.

Nota: Não realizar atividades físicas muito intensas. Isso inclui correr, andar, pesas, etc. Você deve ter em mente que está em uma dieta rigorosa e uma atividade física intensa pode causar fadiga e náuseas.

Ajudar a Eliminar Toxinas

Fígado

O fígado é um desintoxicante importante. Durante o jejum, se neutraliza e filtra as toxinas de outras partes do corpo, além de expulsar a suas próprias. Mas você não deve se preocupar com o processamento de alimentos recém-digeridos. Este é o momento ideal para o fígado descansar e se limpar. Você pode usar suco de pasto de trigo, dente-de-leão, salsa, limão e suco de toranja. Adicionar uma colher de sopa de azeite ao suco de um limão espremido, estimulará a vesícula biliar a liberará a bile.

A casca sagrada e o cimiciguga são bons, em compressas frias, para o fígado e a vesícula biliar.

Você também pode ir ao massagista e pedir uma massagem para desintoxicar o fígado, massageando o fígado lentamente e suavemente para eliminar as toxinas.

Rins

Os rins têm um papel importante para purificar o sangue e remover os resíduos líquidos. Beber muita água purificada durante o jejum é uma verdadeira benção para os rins. Existem várias ervas que podem ajudar na limpeza dos rins e ajudar a remover pedras nos rins, como salsa e quebra pedra.

Mirtilos vermelhos, pasto de trigo, pepino e espargos são também limpadores renais muito eficazes. Tomar vitamina C ajuda a eliminar as infecções renais.

Cólon

A principal função do cólon é eliminar o desperdício. No jejum ainda há acumulação de resíduos nas dobras do cólon, e quando ele começa a esvaziar, libera muitas toxinas e ácidos. A menos que estes sejam removidos, eles serão reabsorvidos no cólon e causarão muitos sintomas, como alergias e dores de cabeça.

O uso de edemas, sementes de linho e batidos de bentonite ajudará o cólon a expulsar a maioria das toxinas.

O pasto de trigo e a hortelã-pimenta agem como curandeiros do cólon, enquanto a casca sagrada e a mandrágora ajudam a expulsar as toxinas.

Suco de maçã e cenouras servem como um poderoso laxante. Praticar a técnica de respiração profunda também pode ajudar a regular a eliminação de toxinas e ajudar a curar o cólon.

Pulmões

Os pulmões absorvem e removem a cada minuto uma grande quantidade de toxinas do ar que respiramos. Técnicas de respiração profunda ajudarão os pulmões a eliminar poluentes de forma muito mais eficaz.

As técnicas de respiração do yoga, como a respiração pelas narinas, podem realmente ajudar nesse processo. Beber chás de ervas combinados com exercícios aeróbicos suaves também podem ajudar.

Pele

A pele é o maior órgão do corpo, através do qual as toxinas são expulsas permanentemente. Você deve trata-la com o respeito que merece. É verdade que o jejum é recomendado para melhorar a pele, mas a esfoliação, limpeza e massagem podem ajudar a expulsar e remover as toxinas de forma mais eficaz.

Certifique-se de que sua pele respira durante o jejum, evitando roupas sintéticas. Tomando breves banhos de sol. Tomando diariamente banhos de sal e banhos de vapor que aceleram a eliminação de toxinas. Esfregando vitamina E e aloe vera na pele para evitar a secura.

Tomar Banhos Quentes e Frios

Antes de sair do chuveiro, ajuste gradualmente a temperatura da água para esfriar e segure por 10 segundos. Alternar entre água fria e água quente 2 a 4 vezes. Secar rapidamente, esfregando a pele.

Mantenha um Diário

É uma maneira rápida de revisar seus pensamentos e sentimentos ao longo de um período sem a preocupação de comer e digerir. Um diário para exteriorizar seus sentimentos mais profundos, onde você pode acompanhar as mudanças em sua atitude, ver seus momentos fracos e diferenciar entre a fome física real e o puro tédio ou tentação.

Você poderá observar e educar-se, através do seu comportamento durante o jejum. Registadas no diário, o seu interesse em alimentos e sua raiva por não ter uma verdadeira refeição. Quando você tem ataques reais de raiva, geralmente é um sinal de que o jejum deve terminar.

Vitaminas e Suplementos Minerais no Jejum

As vitaminas e suplementos são alimentos sólidos e, portanto, são uma violação do jejum. Além disso, você não precisa de vitaminas durante um jejum, os sucos já são muito nutritivos, especialmente se eles são orgânicos e fornecem ao corpo quase tudo o que você precisa e mais, durante esse período de tempo. As vitaminas também podem perturbar o equilíbrio químico delicado do corpo.

As únicas vitaminas que você pode tomar são vitaminas solúveis em água, como a vitamina C.

Prevenção da Reabsorção

Fibra e Jejum

Tomar fibra durante o jejum pode atrasar o processo de cura do corpo, pois estimula o sistema digestivo a funcionar. Consumindo apenas suco e não fibra durante o seu jejum, permitirá descansar e intensificar o processo de cura.

No entanto, sem a fibra, que é essencial para transportar as toxinas para fora do corpo, as toxinas não se expulsarão corretamente através do cólon e podem ser reabsorvidas no sangue. Os seguintes métodos solucionam este problema.

Enem as

Não importa quais associações negativas o edema possa ter em sua mente, durante um jejum você deve fazer um edema, uma vez por dia, não é só obrigatório, mas também uma experiência muito relaxante e até agradável quando você se acostuma.

Os edemas são uma maneira fácil de limpar o cólon com água. Os edemas não são intrusivos. Eles são baratos e feitos no conforto de sua casa. Os edemas são uma maneira de assumir a responsabilidade pelo seu corpo e o tratamento respeitoso dos seus órgãos internos. Você deve ajudar seu corpo a descarregar os resíduos acumulados, que não pode expulsar por si só, e durante o jejum não há fibra dos alimentos que ajudam a descarregar os resíduos.

Uma das razões pelas quais você deve comer comida vegetariana crua antes do jejum é que suaviza suas fezes e é rico em fibras, o que é muito mais fácil de lavar com água.

Existem vários tipos de edemas, mas recomendo usar o edema de bolsa de água.

Como Funciona

Enxaguar a bolsa do edema e preenchê-la com água quente purificada. Pode usar uma mistura de sal e bicarbonato de sódio para estimular o sistema imunológico. Uma colher de chá é suficiente.

Fique de joelhos na banheira ou no chão. Esta altura torna ideal a pressão da água.

Use um gel lubrificante para lubrificar a ponta do edema e do ânus.

Você pode se apoiar no vaso sanitário. No entanto, a posição ideal, na minha opinião, é de joelhos e com as nádegas para cima.

Relaxe e insira totalmente a ponta do edema no ânus e mantenha um fluxo constante de água. É normal sentir cãibras abdominais leves; no entanto, se você não se sentir confortável, desligue a torneira, relaxe e tente novamente.

Repita o procedimento várias vezes até que a bolsa
do edema esteja completamente vazia.

Você deve ajudar massageando o abdômen durante
o processo. Isso ajuda o fluido de edema a entrar
mais fundo no cólon.

Enem as Especiais

Você pode adicionar várias misturas na água do
edema, dependendo da finalidade, para tornar o
procedimento mais benéfico. Por exemplo: você
pode adicionar agropiro de trigo em pó à água, o que
pode ser muito eficaz para estimular o fígado para
purgar e também ajuda a alcalinizar o cólon. Você
pode adicionar acidophilus para restaurar as
bactérias benéficas ou adicionar vinagre para manter
o pH correto do cólon.

As colheres de café orgânico e cafeinado, quando
tomadas apenas em dois pontos sigmóides distal,
podem acelerar significativamente a desintoxicação
e a limpeza do fígado e da vesícula biliar e é
especialmente benéfica antes de realizar uma
limpeza do fígado.

Você pode obter uma bolsa de edema na farmácia.

Aviso sobre os Eletrólitos

Você deve certificar-se de que seus eletrólitos são equilibrados antes e depois de realizar um edema ou limpeza do fígado. Um eletrólito é uma solução ou substância que transporta cargas elétricas. Um eletrólito é uma solução ou substância que carrega cargas elétricas. Existem no sangue como ácidos, bases e sais, como o sódio, cálcio, potássio, cloro, magnésio e bicarbonato. Os sais ou eletrólitos de fluidos corporais permitem que nosso sistema nervoso funcione corretamente.

Portanto, você deve substituir os eletrólitos após um edema ou uma limpeza do fígado.

Isso pode ser feito tomando líquidos como Gatorade ou um copo de água com sal marinho.

Batidos de Sementes de Linho, Psyllium e Bentonite

Psyllium e bentonite são conhecidos como excelentes limpadores de cólon. Eles criam fluidos que passam pelo trato intestinal. Eles absorvem e desenham materiais alimentares das áreas onde estão bloqueados, para se mover.

Os limpadores de cólon irão ajudá-lo a se livrar de muitos restos de alimentos, que se acumulam dentro do cólon. Estes pós devem ser consumidos com muita água para amaciar a massa e evitar que fique muito endurecida, tornando-se difícil passar através do intestino.

Um batido misto de argila de bentonite e sementes de linho também ajuda no processo de limpeza do cólon. O batido de bentonite/linhaça atua como um laxante, absorvendo e agrupando as toxinas, como pesticidas, formando um gel para removê-las do cólon. As sementes de linhaça também absorvem a água.

Como Fazer o Batido

Misturar uma colher de sopa de bentonite líquida com uma colher de sopa de linhaça em um copo de água. Tomar pela manhã, apenas acordar, um copo cheio de gel.

Baterias Intestinais

Hormônios, antibióticos, drogas e outras toxinas têm um efeito devastador sobre as bactérias intestinais benéficas, que são essenciais para ajudar o corpo a eliminar a candida, absorver vitaminas e minerais vitais, livrar-se das toxinas acumuladas devido à constipação e manter o pH adequado no trato GI.

Durante o jejum, grandes quantidades de toxinas são expulsas dos gânglios linfáticos, o que também afeta à sobrevivência das bactérias benéficas. O uso de edemas também enfraquece as bactérias benéficas.

Portanto, durante o jejum é obrigatório fazer um esforço para recuperar as bactérias intestinais benéficas. A solução é bastante simples. Colocar 2 cápsulas de acidophilus e bifidas juntamente com uma colher de iogurte de leite de cabra e bater com meia xícara de água quente. Adicionar esta mistura ao processo do edema e fazer um esforço para manter a mistura dentro do cólon por pelo menos 10 minutos.

Ao incluir este procedimento no seu edema diário, você assegura que as bactérias benéficas prosperem durante o jejum.

Escolher um Espremedor

Em um extrator de suco, além de fatores óbvios como qualidade e preço, você deve levar em consideração outro fator muito importante. O extrator deve funcionar a baixa velocidade, o que não irá danificar o suco, absorvendo muito oxigênio ou aquecendo o suco, destruindo seus nutrientes frágeis.

A maioria dos espremedores operam a altas velocidades, de 1.000 para 24.000 rpm, a baixa velocidade assegura a manutenção da qualidade dos nutrientes sem destruir o sabor natural da fruta ou vegetal.

Escolha um extrator que possa ser facilmente limpo e não apenas espremer.

Se você procura bem, você encontrará muitas marcas, não muito caras e com muitas funções.

Para fazer sucos de todos os tipos de frutas, vegetais, capim de trigo e outros alimentos sólidos, como grãos de café, macarrão e manteigas de nozes. Deve ter a função de retrocesso, que gira as lâminas ao contrário e evita obstruções; que gira a uma velocidade de aproximadamente 80 rpm, o que impede o acúmulo de calor e seja muito fácil de limpar.

Você pode verificar on-line e verificar os preços antes de comprar, há muitas ofertas.

Irrigação Colônica

A irrigação do cólon é um procedimento de limpeza onde a água é extraída pelo reto para limpar e remover as toxinas do cólon. Uma sessão colônica geralmente dura de 45 minutos a uma hora. Recomenda-se fazê-lo sob a supervisão de um terapeuta ou especialista em irrigação do cólon.

Pode-se chamar de irrigação do cólon, hidroterapia do cólon ou irrigação do cólon.

Sessão Colônica

Depois de examinar seu histórico de saúde completo e consultar com o hidroterapeuta, você usará roupas de hospital e ficará de costas na mesa de tratamento

O terapeuta insere em seu ânus um espéculo descartável, que é conectado por um tubo de plástico descartável e flexível para a unidade de hidroterapia. O terapeuta libera lentamente água filtrada quente no cólon. A água provoca a contração dos músculos do cólon. É a peristasis intestinal. Isso faz com que as fezes sejam empurradas para fora do seu cólon através da mangueira e coletadas por um sistema de resíduos fechado para sua eliminação.

Pode haver algum desconforto ou uma sensação estranha no abdômen durante a terapia. As massagens do terapeuta na região abdominal durante a terapia facilitam o processo. O terapeuta pode comentar a cor das fezes, mas não há odor no sistema fechado.

Após a sessão, você pode usar o banheiro para remover água e fezes residuais.

Efeitos Secundários

Os efeitos secundários comuns podem incluir náuseas e fadiga por algumas horas. Pode haver risco de perfuração da parede abdominal se o terapeuta não o executar corretamente. Um monitoramento cuidadoso é necessário para reduzir a possibilidade de complicações, como desequilíbrio eletrolítico e insuficiência cardíaca devido à absorção excessiva de água.

Pessoas que NÃO DEVEM fazer irrigação do cólon

As pessoas que sofrem ou estão avaliando condições médicas específicas, como colite ulcerativa, doença diverticular, doença de Crohn, doença de vasos sanguíneos, hemorroidas graves, doenças cardíacas, insuficiência cardíaca congestiva, câncer gastrointestinal, hérnia abdominal, anemia grave ou tumores intestinais, não devem fazer irrigação do cólon. Você deve abster-se de irrigação do cólon se você tiver feito recentemente uma cirurgia do cólon. As mulheres grávidas não devem fazê-lo, pois poderiam estimular as contrações uterinas.

Preparação para irrigação do cólon

Antes da irrigação do cólon, você deve beber bastante líquido e comer pouco.

Após a irrigação do cólon

Após a irrigação do cólon apenas deve comer alimentos muito leves. Também é recomendado comer alimentos probióticos, para restaurar as bactérias benéficas do intestino. Evitar comer vegetais crus por alguns dias.

Jejum com Água

O jejum com a água é muito diferente, de certa forma, da limpeza com sucos. Nem todos podem fazê-lo. Requer muita disciplina e força de vontade.

O jejum com a água é uma limpeza agressiva do corpo, onde as toxinas são eliminadas muito rapidamente. O jejum com a água é muitas vezes mais benéfico do que a limpeza com sucos, porque o processo intensivo de limpeza e restauração pode mesmo com as doenças mais resistentes e teimosas, mesmo com a acne severa.

Também é muito exigente, pois exige condições especiais.

Condições Especiais

Descanso

Você deve evitar qualquer atividade física. Você deve minimizar as conversas, dirigir veículos, trabalhar, assistir TV, atividades sexuais, redes sociais, estar cercado por muitas pessoas ou estar em um ambiente muito ruidoso ou estressante. Você pode ler, tomar sol (por um curto período de tempo), meditar, mas ficar sozinho, sem pessoas ao redor.

Ambiente

O jejum deve ser feito em um ambiente silencioso, de preferência isolado, com ar fresco e puro.

Prepare-se mentalmente

Limpar qualquer tipo de responsabilidade da agenda e tratar o jejum como férias da vida diária.

Não beber água diretamente da torneira

Uma água de boa qualidade é a água mineral ou filtrada.

Não beber água sem a garantia de qualidade do armazenamento. Como o jejum com a água é sem calorias, o que força o corpo a obter o combustível de seus próprios suprimentos de emergência, portanto, certifique-se da qualidade, a limpeza e a toxicidade. É por isso que sempre é recomendado fazer um jejum com sucos, seguido de um jejum com água, mais curto.

O protocolo sugere a limpeza com sucos durante três dias, seguido de dois dias de jejum com água. Também é aconselhável realizar a limpeza com suco de três dias antes do fim de semana e o jejum com água durante o fim de semana.

Antes da sessão de jejum de água/suco de cinco dias, recomenda-se uma dieta de desintoxicação de sete dias para garantir que o processo de jejum com água seja intenso, mas tolerável.

O jejum com a água é, sem dúvida, a forma mais eficaz, potente e benéfica de jejum. O corpo responde magnificamente ao jejum com água, e trabalha intensamente para descarregar os ácidos, derivados e outras toxinas do sistema.

Presenciei pessoalmente, em meu filho, que as formas mais agressivas de acne obtêm resultados impressionantes, quase mágicos, e apenas pelo jejum com água. É verdadeiramente o regime definitivo.

Intenso e poderoso, o jejum com água revitaliza e executa uma limpeza e restauração profunda, mas não curará sua acne da raiz e em longo prazo. Embora eu tenha mencionado que testemunhei como a acne foi completamente eliminada depois de um par de sessões de jejum com água, tenha em mente que deve ser combinado com uma dieta eficaz de desintoxicação, limpeza com sucos, otimização de dieta e gerenciamento de estresse e sono, para uns resultados impressionantes e duradouros.

Jejum com Água e Limpeza dos Rins

Embora uma dieta ótima combinada com o consumo de grandes quantidades de água purificada seja, por vezes, tudo o que é necessário para limpar os rins, também pode ser alcançado com uma dieta de desintoxicação, limpeza com suco ou limpeza com mono-suco, com suco de maçã ou melancia. Mas, sem dúvida, o melhor protocolo para limpar os rins é o jejum com água. O jejum com água é especialmente recomendado para pessoas com sensibilidade ao açúcar, diabéticos que sofrem de acne e para aqueles que suspeitam de ter cálculos renais. Ao jejuar com água, grandes pedras nos rins são dissolvidas e expulsas do corpo como areia.

A Crise Curativa

Todas as fases de limpeza do protocolo, alterando a dieta e tomando suplementos de ervas, ou sessões de limpeza de parasitas, sucos ou limpeza do fígado, podem desencadear uma crise de cura, porque a desintoxicação ou a limpeza sempre manifesta sintomas. A crise de cura é uma parte natural do processo de eliminação que leva à limpeza da pele porque o corpo trabalha para se regenerar e expulsa os resíduos através de todos os canais de eliminação que possui.

Quando as bactérias ou parasitas morrem durante o processo de limpeza, estes microrganismos liberam toxinas e amônia. O fígado libera as toxinas armazenadas à corrente sanguínea, o que também produz os sintomas das crises de cura já comentados. Quanto mais intensa a limpeza, mais rapidamente as toxinas são liberadas na corrente sanguínea e pior você se sentirá.

Estes são os sintomas mais comuns da desintoxicação: Dores de cabeça, febre, cistos, espinhas e acne, diarreia, fraqueza, irritabilidade, depressão e náuseas.

O que você deve entender é que quando você começa a melhorar sua dieta e estilo de vida, o processo de desintoxicação começa e, naturalmente, os sintomas pioram antes de melhorar.

A intensidade dos sintomas de desintoxicação e o processo de cura dependem de vários fatores individuais: tipo de pele, gravidade da acne, estilo de vida, estado dos órgãos de eliminação, quantas toxinas e em que quantidades são armazenadas em seu sistema, seus níveis de energia, alergias a certos alimentos e quão efetivamente seu corpo reage ao protocolo.

Na verdade, existem várias etapas de desintoxicação, onde as toxinas estão sendo lentamente expulsas e de diferentes partes do corpo.

Existem três estágios de cura:

Em primeiro lugar, o corpo começa a limpar e reconstruir os órgãos vitais internos. Este estágio consome a energia do seu corpo e você pode sentir-se fraco e cansado.

Meu conselho é dormir e descansar o máximo possível durante esta etapa.

A segunda fase é o catabolismo: o corpo começa a remover o material residual, alimentos não digeridos, produtos químicos e resíduos hormonais e os libera no sangue e na linfa. Durante esta fase, a acne pode piorar e você começará a experimentar os sintomas da desintoxicação já mencionada. Gradualmente, estes sintomas diminuem e a pele irá melhorar lentamente.

A fase final é o anabolismo: o corpo começa a construir novos tecidos e a substituir os antigos. Isso geralmente significa que os níveis de energia aumentam consideravelmente.

As duas regras mais importantes durante a desintoxicação são: descansar o máximo possível durante as 3 fases, pois permite acelerar o processo de cura e aceitar que o processo de desintoxicação é uma parte natural da cura. Aceite isso. Seja feliz pelo resultado final.

O tempo de recuperação varia de uma pessoa para outra, pois depende de vários fatores individuais, geralmente leva cerca de 8 a 16 semanas para que a crise de cura termine e reduza os sintomas da desintoxicação.

Limpeza do Fígado e da Vesícula

Introdução

O fígado é um dos órgãos mais importantes responsável da saúde da pele, purifica o sangue das toxinas e regula a atividade dos hormônios, desativa os hormônios que você usa e os expulsa do sistema.

Conforme discutido anteriormente, a função hepática sozinha não é a causa da sua acne; é apenas um fator, uma parte do grande enigma de fatores que fazem com que seu corpo entre em um estado de desequilíbrio. Sua acne, mesmo causado pela sensibilidade genética das glândulas sebáceas, é apenas um sinal de que seu corpo deve recuperar o equilíbrio interno.

O jejum é o método ideal para recuperar esse equilíbrio. No entanto, para alcançar um equilíbrio interno completo, você deve ir além do jejum.

Como parte da rotina de jejum, você deve ajudar os órgãos de eliminação a eliminar as toxinas. Como você lembrará, é conseguido massageando e bombeando o fígado para desintoxicar de forma mais eficaz, tomando certas ervas, azeite e suco de limão, que ajudam a vesícula biliar a remover mais bile. No entanto, o jejum sozinho não eliminará as pedras acumuladas nos ductos do fígado e da vesícula biliar, que impedem o fígado eliminar eficazmente as toxinas.

Embora algumas pessoas tenham decidido se livrar de pedras simplesmente limpando o intestino, há uma maneira confiável de remover as pedras do fígado e da vesícula biliar, e não é um substituto da limpeza do fígado.

Apenas fazendo a limpeza do fígado, além da rotina de jejum, você pode limpar seu fígado e vesícula biliar da maioria das pedras, cristais e detritos que impedem a desintoxicação e cura do corpo.

A limpeza ajuda o fígado a estar muito mais limpo e assim poder purificar eficientemente a corrente sanguínea, eliminando as toxinas acumuladas.

Ao contrário da desnecessária cirurgia da vesícula biliar, a limpeza do fígado é um procedimento simples, indolor, seguro e rápido, que é feito em casa. São usados ingredientes baratos e não tem efeitos colaterais.

Muitos pacientes crônicos, com muita dor nas costas e ombros ou psoríase, viram uma grande mudança no seu bem-estar após a primeira limpeza do fígado.

A limpeza do fígado tem um grande impacto sobre a acne, pois não só limpa o fígado, mas também melhora sua funcionalidade. Além disso, melhora muito a circulação sanguínea e a digestão, fatores secundários que afetam a acne.

Pessoalmente, ajudei meu filho a realizar esta rotina sete vezes, sem efeitos colaterais, e deu resultados incríveis em sua pele. Seu cabelo tornou-se mais brilhante, e as cicatrizes da acne curaram muito mais rápido.

Muitas pessoas que sofrem de acne e que realizaram uma limpeza do fígado, experimentaram uma ótima melhoria em sua acne mesmo sem realizar outras atividades, como jejum periódico ou as diretrizes dietéticas.

No entanto, acho que para conseguir uma eliminação duradoura da acne, a única opção é combinar a limpeza do fígado com outras rotinas, como dieta, jejum e relaxamento.

Para manutenção, a limpeza do fígado deve ser feita duas vezes por ano.

Atenção!

Consulte sempre o seu médico antes de realizar o seguinte procedimento de limpeza do fígado. Se você não fizer isso, você está agindo sob seus próprios riscos.

Verifique se você tolera o sulfato de magnésio dos sais de Epsom antes de tentar consumir as 4 colheres de sopa. As pessoas que não toleram sulfato de magnésio podem experimentar uma reação negativa.

A limpeza deve ser feita somente após um programa de limpeza intestinal e da dieta antiparasitária.

Se essas etapas não forem feitas anteriormente, a limpeza do fígado pode ser uma experiência traumática e improdutiva, uma vez que a grande quantidade de resíduos produzidos durante a limpeza pode danificar os rins se eles não estão limpos e os parasitas podem bloquear o fluxo da bile, causando uma pressão muito dolorosa.

Se você seguir as instruções exatamente, o procedimento é indolor, mesmo para pessoas com 80 anos, sempre de acordo com Hulda Clark e com base em mais de 500 casos. Embora o procedimento pareça assustador e desagradável, é muito fácil.

A limpeza produzirá como pequenas bolas de manteiga, que contêm cristais semelhantes a sal. São chamadas de pedras, mas são realmente cristais que contêm colesterol, gordura e azeite. As pedras maiores também são encapsuladas na substância e não devem produzir dor quando passam pelo intestino. Além disso, os sais de Epsom abrem as válvulas do ducto biliar e você realmente não sentirá nada quando as pedras, como bolinhas, passem pelos canais biliares.

Se você está grávida ou amamentando, ou se tem ou suspeita de ter problemas com seu fígado ou vesícula biliar, incluindo cálculos biliares, pólipos, rugas ou doenças do fígado, você não deve fazer a limpeza.

Aviso sobre os Eletrólitos

Você deve certificar-se de que seus eletrólitos são equilibrados antes e depois de realizar um edema ou limpeza do fígado. Um eletrólito é uma solução ou substância que transporta cargas elétricas. Um eletrólito é uma solução ou substância que carrega cargas elétricas. Existem no sangue como ácidos, bases e sais, como o sódio, cálcio, potássio, cloro, magnésio e bicarbonato. Além disso, você deve substituir os eletrólitos após uma limpeza do fígado. Isto pode ser realizado tomando como líquidos Gatorade durante e após a limpeza.

Você pode encontrar muitos produtos com eletrólitos.

Etapas Preliminares

Certifique-se de que a boca está livre de metais.

Antes de executar o programa, você deve se certificar de que todos os problemas dentários foram eliminados. Também é aconselhável substituir qualquer obturação de mercúrio, de modo que sua boca esteja livre de metal. A razão é que uma boca tóxica pode colocar muito estresse no fígado, especialmente após a limpeza intensiva.

Otimizar a dieta 10 dias antes.

Dez dias antes da limpeza do fígado, você deve ter certeza de que sua dieta foi otimizada de acordo com as diretrizes do protocolo. Focada principalmente em brotos e vegetais alcalinizantes. Tome seus suplementos, óleo de coco extra virgem e lecitina de soja. Tome cada dia uma porção de alimentos ricos em enxofre, como brócolis, repolho, alho cru, cebolas, alho-poro ou couve-flor. Sua dieta deve ser baixa em frutas, amido e proteína, porque impedem a desintoxicação do fígado.

Amaciar as Pedras do Fígado

Durante sete dias antes da limpeza do fígado, tome 10 a 20 mg de ácido málico. O ácido málico amolece e desintegra os cálculos renais. Você pode obter ácido málico em lojas de suplementos dietéticos.

Remover Parasitas

De acordo com o Dr. Clark, famoso autor do livro "A cura para todas as doenças", não é possível realizar uma limpeza útil do fígado quando existe a possibilidade de sobrevivência dos parasitas que habitam seu corpo.

Os parasitas são organismos vivos que comem, colocam ovos e secretam toxinas na corrente sanguínea. Eles vivem dos alimentos que você lhes fornece, especialmente o açúcar. Eles crescem saudáveis e grossos e podem permanecer em seu corpo por décadas sem sequer sabê-lo.

Estes parasitas se reproduzem dentro do seu corpo, alimentando-se de minerais como o cálcio. Eles comem proteínas essenciais e danificam seus pulmões, articulações, sistema nervoso e fígado. Isso resulta em muitas doenças, como alergias graves, artrite, anemia, problemas digestivos e muitos outros. Alguns parasitas podem crescer até 15 centímetros de comprimento, habitam no trato digestivo e secretam toxinas que criam uma grande toxicidade.

Antes de uma limpeza do fígado, você deve eliminar os parasitas que habitam no seu corpo. Caso contrário, você não poderá remover muitas pedras, e você experimentará sintomas de doença.

A maneira mais eficaz e natural de erradicar os parasitas é tomar absinto, cravo-da-índia, noz preta e ervas de alho diariamente, por uma semana. Isso matará a maioria dos parasitas. No entanto, como os parasitas secretam amônia, que é uma toxina potente, você pode se sentir um pouco mal no processo, mas não entre em pânico. É por pouco tempo.

Uma excelente noz preta e a tintura de absinto, você pode encontrá-los em lojas especializadas.

Outra boa alternativa para matar os parasitas é consumir muito alho cru. Apenas seja cuidadoso. O alho pode promover uma vida de solidão. As sementes de abóbora cruas também são uma boa fonte e contêm ácidos graxos que ajudam na erradicação dos parasitas.

Devido ao seu excelente valor nutricional, o óleo de coco também é muito eficaz na matança de parasitas. Você deve adicioná-lo à sua dieta, mesmo que não tenha sintomas de parasitas.

Você pode comprar óleo de coco extra virgem de boa qualidade em muitos estabelecimentos.

É importante notar que, durante a semana de erradicação do parasita, você deve se concentrar nos princípios básicos do protocolo, ou seja, o consumo de pelo menos 75% de alimentos crus, mais alimentos integrais, alimentos alcalinos e alimentos de limpeza.

Limpeza com suco de Maçã ou Vegetais

Antes de limpar, é uma boa prática amolecer e dissolver as pedras da vesícula biliar e do fígado, para garantir que elas saem facilmente. Uma limpeza com suco de maçã por 3 dias deve fazer isso e limpar os rins.

A pectina das maçãs amolece as pedras e ajuda na sua passagem através dos canais biliares. O jejum com maçãs abre e esvazia os intestinos, o que ajuda a passar as pedras ao sair.

O jejum com suco de maçã por três dias é basicamente o mesmo que a limpeza com sucos e você deve seguir as mesmas diretrizes, com chás de ervas e edemas diários, que ajudam os órgãos de eliminação a expulsar as toxinas.

O propósito do jejum com suco de maçã vai além do amolecimento das pedras do fígado e da vesícula biliar. O edema diário ou a hidroterapia colônica, de preferência, limpa o cólon, evitando assim que as toxinas expulsas do fígado fiquem presas em um cólon congestionado.

Nota: Se você acha que o jejum com suco de maçã de três dias é muito difícil, você pode, em vez disso, realizar uma dieta de três dias comendo apenas maçãs cruas ou pepinos crus. O melhor tipo de maçã para este propósito é o Golden.

Importante: Se você deu positivo para candida, recomendo fazer a limpeza de três dias, com base principalmente em pepinos ou vegetais de folhas verdes e evitar as frutas, devido ao seu alto teor de açúcar.

Nota: Uma regra geral sobre os sucos é que você deve se diversificar com tantos tipos de vegetais quanto possível, excluindo vegetais de amido, como batatas ou com ácidos vegetais, como tomates, minimizando alguns, especialmente aqueles que contêm grandes quantidades de açúcar, como cenouras e beterrabas.

Ingredientes de Limpeza:

½ xícara de azeite virgem extra

limões

colheres de sopa de sais de Epsom3 xícaras de água

Etapas

É ideal fazer a limpeza um dia como o sábado, quando você não precisa trabalhar no dia seguinte, o que permitirá que você descanse.

Fazer o jejum com suco de maçã, com vegetais e frutas 100% inteiras, é um café da manhã sem absolutamente nenhuma gordura adicionada.

Comer o mesmo alimento, limitado apenas a frutas e vegetais crus, adicionando um pouco de sal, se desejado, para criar pressão no fígado, mas não coma depois das 2 da tarde.

2:00 p.m. Misturar os sais de Epsom em 3 xícaras de água e colocar a mistura em um frasco. Deixar na geladeira.

06:00 p.m. Beber ¾ de xícara da mistura e depois beber duas xícaras de água.

08:00 p.m. Beber outros ¾ de xícara da mistura.

09:45 p.m. Misturar ½ xícara de azeite com o suco de 3 limões e despejar a mistura em um frasco. Agitar bem e guardar na geladeira. Ao terminar suas tarefas da tarde, visite o banheiro e prepare-se para dormir.

10:00 p.m. Ficar de pé junto à cama, beber toda a mistura de azeite que você fez. Beber a mistura lentamente, sorver, por cerca de 5-15 minutos e deitar-se imediatamente, em suas costas com a cabeça erguida por 20 minutos. Você poderá sentir as pedras saindo do fígado e da vesícula biliar sem causar dor. Tente dormir no lado esquerdo e com a mão direita no peito.

Nota: Ao longo do dia, também é recomendado consumir entre 5-9 xícaras de chá de desintoxicação do fígado. Algumas pessoas tomam um chá de desintoxicação, logo após tomar a mistura de óleo e citrinos. Pessoalmente, eu prefiro não o fazer, caso você já beba durante o dia, muito chá de desintoxicação do fígado antes de misturar o óleo com limão.

7:00 a.m. Ao acordar, não antes das 6 horas, tome uma terceira dose da mistura de epsomite, ou sais de Epsom. Naquele momento você pode ter diarreia. Veja se há pedras esverdeadas nas fezes. Os cálculos biliares flutuam porque eles contêm colesterol. Você pode encontrar alguns cristais castanhos flutuando, que não são redondos. Estes são cristais dos canais biliares.

09:00 a.m. Tomar a última dose da mistura de sal Epsom e voltar para a cama.

11:00 a.m. Você pode comer sua primeira fruta e vegetais frescos. Recomenda-se que comece com sucos recém-espremidos e não com frutas ou vegetais sólidos. Apenas duas horas depois você pode comer alimentos normais novamente, mas coma devagar.

Conclusão

Até agora você limpou seu fígado, vesícula biliar e dutos biliares e removeu muitas pedras e detritos. No entanto, você deve considerá-lo como sua primeira tentativa. No mês seguinte, executar algumas limpezas mais, a cada duas semanas, para eliminar as pedras da vesícula biliar e do fígado.

Tenha em mente que a maioria das pessoas não removem os cálculos na primeira limpeza hepática. Você deve ser paciente! Aguarde 1-2 semanas antes de fazer outra limpeza do fígado.

Às vezes, nenhuma pedra é removida nas duas primeiras tentativas, no entanto, na terceira tentativa, há pessoas que removem quase 400 pedras na limpeza do fígado, que depende de cada pessoa. A situação do seu fígado não foi causada em apenas um dia de maus hábitos alimentares, por isso não podemos esperar que eles sejam resolvidos em uma única limpeza do fígado.

O que fazer depois

Recomenda-se que, após cada limpeza do fígado, o cólon seja limpo para garantir que não haja pedras presas no interior.

Geralmente, um ou dois edemas devem ser feitos após cada limpeza de fígado para garantir que não haja resíduos.

Reequilibrar seu Sistema

Desintoxique seu fígado e reconstrua a função hepática tomando as seguintes ervas: Dente-de-leão, raiz de bardana, raiz de pato amarelo, uva de

Oregon, cardo e talus. Pode ser encontrado em lojas especializadas.

Como mencionado acima, se você não está completamente limpo ou vê uma melhoria significativa após a segunda limpeza, realize sessões de limpeza do fígado para melhorar a acne.

Capítulo 5 - Desintoxicação da Pele

O que é desintoxicação?

Em uma dieta de desintoxicação, nós simplesmente eliminamos alimentos que já sabemos são tóxicos e que tornam a acne pior e consumindo principalmente alimentos de limpeza.

O objetivo de uma dieta de desintoxicação é praticamente o mesmo que a limpeza com sucos, permitindo que o corpo descarregue resíduos tóxicos acumulados em tecidos, órgãos e células vitais, eliminando essas toxinas armazenadas através da pele, intestinos, fígado, pulmões, rins e sistema linfático.

Quando temos um grande volume de toxinas armazenadas em nosso sistema, o corpo não pode mais com essas toxinas e são expulsas através dos pulmões e da pele, em vez de através dos canais normais, intestinos, urina, o que leva à acne.

Quando desintoxicamos, ajudamos a reconstruir o processo de eliminação natural e restaurar o equilíbrio ácido/alcalino.

Uma limpeza com sucos é realmente outro tipo de dieta de desintoxicação, só que é mais extrema e limita-se apenas a líquidos. Enquanto um jejum com sucos consiste em nada mais do que itens de limpeza, como frutas e vegetais em forma líquida, em uma dieta de desintoxicação você também pode comer alimentos sólidos. Estas frutas e vegetais sólidos são excelentes limpadores, que ajudam o corpo a expulsar muitos detritos durante a desintoxicação. No entanto, como eles são alimentos sólidos, o corpo não pode descarregar completamente as toxinas, reconstruir-se e fortalecer-se radicalmente, como é possível fazer em jejum com líquidos.

Em uma dieta de desintoxicação, precisamos realizar tarefas especiais, além de restrições alimentares especiais, como suplementos nutricionais, beber muita água, exercitar-se, limpar a pele, fazer exercícios de respiração e fazer saunas e banhos com sais de Epsom.

O principal objetivo dessas atividades adicionais é ajudar o organismo a descarregar as toxinas através dos principais canais de eliminação, estimulando esses órgãos a serem mais efetivos durante o processo de desintoxicação.

Sintomas durante a Desintoxicação

Em uma dieta de desintoxicação você pode se sentir um pouco cansado ou menos enérgico, então você deve descansar e dormir bem durante a realização.

A dieta de desintoxicação pode variar entre dois e catorze dias. Eu geralmente recomendo fazer uma desintoxicação por dois a sete dias, já que é mais que suficiente para limpar o corpo e se preparar para o jejum com sucos.

Tal como acontece com o jejum com sucos, você pode experimentar sintomas da doença durante a desintoxicação, especialmente se você já consumiu muitos alimentos que prejudicam a acne. Os sintomas incluem dores de cabeça, secreção nasal, mau hálito, inchaço, fraqueza, cansaço, náuseas e acne.

Todos esses sintomas são um bom sinal de que seu corpo está descartando as toxinas. Estes sintomas também são temporários e devem diminuir consideravelmente quando seu corpo esteja mais equilibrado e purificado.

Vamos lembrar:

Diretrizes Diárias

Bebida muita água filtrada ou mineral, pelo menos um vaso cada hora. Misturar a água com algumas gotas de limão.

Tomar muito chá de desintoxicação a cada dia.

Você pode encontrar chás em lojas de ervas ou produtos dietéticos, solúveis ou tradicionais.

Tomar duas colheres de sopa de azeite extra virgem com o estômago vazio todas as manhãs.

Comer apenas frutas e vegetais frescos, nozes e sementes.

Eliminar metais tóxicos comendo alho. Adicionar cada dia 2-3 dentes de alho à sua refeição.

Fazer uma sauna por cerca de 20 minutos a cada dois dias.

Massagear sua pele todas as manhãs antes de tomar um banho.

Fazer exercício todas as manhãs e todas as noites.

Meditar de manhã e antes de ir para a cama.

O que COMER durante a desintoxicação.

Lista de super alimentos recomendados que você deve adquirir para a desintoxicação da pele:

Brócolis

Germinados

Mirtilos

Cebolas e alhos

Cenouras

Melancia

Maçãs

Espinafre

Uvas

Nozes e sementes, nozes do Brasil, sementes de gergelim, sementes de girassol, amêndoas, sementes de abóbora e abacates.

O que NÃO COMER durante a desintoxicação.

Em uma dieta de desintoxicação você deve evitar totalmente:

Todos os tipos de carne, produtos lácteos e peixes

Todos os carboidratos refinados

Alimentos processados

Açúcar branco

Farinha

Cafeína

Chocolate

Álcool

Tabaco

Refeições fritas ou cozidas. Refogar é aceitável, mas com moderação.

A toranja deve ser evitada, pois afeta a produção de enzimas de desintoxicação do fígado.

Protocolo de 2 dias desintoxicante da pele

Esta é apenas uma sugestão para uma dieta de desintoxicação de dois dias recomendada. Eu percebo que, à primeira vista, a proposta de dieta de desintoxicação pode parecer um pouco extrema e desafiadora. Estou ciente disso, mas tenha em mente que ao adquirir mais experiência e ver uma melhora na sua pele e seu bem-estar geral, as coisas serão mais fáceis.

No início, você pode sofrer de surtos de acne, com tonturas leves, dores de cabeça e fraqueza. Todos esses sintomas indicam que seu corpo está desintoxicando e reagindo, já que está sendo completamente limpo.

Quanto mais progresso através do Protocolo, maior a limpeza e o fortalecimento dos órgãos de eliminação. Você sofrerá menos surtos de acne e a desintoxicação será menos intensa e até mesmo divertida.

Tenha em mente que o protocolo de desintoxicação sugerido para a acne avançada é um pouco mais agressivo, restrito a frutas e vegetais crus. Esta atividade visa uma transição menos intensa para os cinco dias de jejum.

Dia 1

08:00 a.m. Um copo de água à temperatura ambiente com meio limão espremido

Tomar 2 colheres de sopa de azeite virgem extra e 3 dentes de alho triturados

08:30 a.m. Limpeza da pele seguida por um banho quente

09:00 a.m. Suco de maça e cenoura

09:30 a.m. Um copo de água filtrada ou mineral e chá de desintoxicação diário

10:00 a.m. Um punhado de uva passa

10:30 a.m. Um copo de água filtrada ou mineral

11:00 a.m. Um punhado de nozes

11:30 a.m. Um copo de água filtrada ou mineral e chá de desintoxicação diário

12:00 p.m. Sopa de vegetais, com baixo teor de açúcar

12:30 p.m. Um copo de água filtrada ou mineral

01:00 p.m. Uma maçã e um pepino

01:30 p.m. Um copo de água filtrada ou mineral e chá de desintoxicação diário

02:00 p.m. Um punhado de uvas

02:30 p.m. Um copo de água filtrada ou mineral

03:00 p.m. 3 Castanhas do Brasil

03:30 p.m. Um copo de água filtrada ou mineral e chá de desintoxicação diário

04:00 p.m. Um punhado de uvas

05:00 p.m. Um copo de água filtrada ou mineral

06:00 p.m. Salada de vegetais, baixa em açúcar

07:00 p.m. Um copo de água filtrada ou mineral

08:00 p.m. Meditar Um copo de água filtrada ou mineral e chá de desintoxicação diário

09:00 p.m. Um copo de água filtrada ou mineral

10:00 p.m. Um copo de água filtrada ou mineral com meio limão espremido

11:00 p.m. Dormir

Dia 2

08:00 a.m. Um copo de água à temperatura ambiente com meio limão espremido

Tomar 2 colheres de sopa de azeite virgem extra e 3 dentes de alho triturados

08:30 a.m. Limpeza da pele seguida por um banho quente

09:00 a.m. Suco de maça e cenoura

09:30 a.m. Um copo de água filtrada ou mineral e chá de desintoxicação diário

10:00 a.m. Um punhado de uvas

10:30 a.m. Um copo de água filtrada ou mineral

11:00 a.m. 5 Castanhas do Brasil

12:00 p.m. Um copo de água filtrada ou mineral e chá de desintoxicação diário

12:30 p.m. Salada de vegetais, baixa em açúcar

13:00 p.m. Um copo de água filtrada ou mineral

01:30 p.m. Um punhado de uva passa

02:00 p.m. Um copo de água filtrada ou mineral e chá de desintoxicação diário

02:30 p.m. Um punhado de nozes

03:00 p.m. Um copo de água filtrada ou mineral

03:30 p.m. Dois pimentas verdes

04:00 p.m. Um copo de água filtrada ou mineral e chá de desintoxicação diário

05:00 p.m. Um punhado de sementes de abóbora

06:00 p.m. Um copo de água filtrada ou mineral

07:00 p.m. Sopa de Tomate

08:00 p.m. Um copo de água filtrada ou mineral e chá de desintoxicação diário

09:00 p.m. Meditar

10:00 p.m. Tomar um banho de sais Epsom seguido de uma máscara de argila. Beber um copo de água filtrada ou mineral com meio limão espremido

11:00 p.m. Dormir

Protocolo Medicinal de Desintoxicação Ayurveda

Ayurveda é composto pela palavra ayur, que significa vida ou princípio da vida e a palavra veda, que se refere a um sistema de conhecimento, é um método antigo de saúde indiano, usado diariamente por milhões de pessoas na Índia, Nepal e Sri Lanka.

Este protocolo de desintoxicação deve ser seguido por 7 a 30 dias.

O programa de desintoxicação consiste em três elementos:

1. Dieta de Desintoxicação

 Kitchari - feijão mung amarelo, arroz Basmati integral, vegetais, manteiga (manteiga clarificada típico), especiarias

Sopa de rabanete

Água quente fervida

Chá de gengibre

Água quente fervida, à temperatura ambiente

2. Plantas de Desintoxicação

 Fórmula de Plantas de Desintoxicação

3. Estilo de Vida de Desintoxicação e Meditação

Dieta de Desintoxicação

Guia Básico

Comer diariamente sopa de Kitchari e rabanete para café da manhã, almoço e jantar. Não comer qualquer outro alimento.

Comer pequenas quantidades de alimentos com frequência, ao longo do dia. Não comer muito devagar ou muito rápido. Evitar refeições abundantes.

Beber entre as refeições ou você pode desfrutar de uma xícara de chá de gengibre ou água fervida quente com a comida.

Não fale enquanto mastigar a comida.

Comer em um ambiente calmo.

Agradeça à pessoa que fez a comida.

Evitar distrações ao comer.

Comer apenas quando você está com fome.

Tentar comer comida cultivada organicamente tanto quanto possível.

Comer alimentos frescos, pois eles contêm máxima força de vida.

Comer alimentos e bebidas quentes. Evitar alimentos e bebidas frias.

Evitar a cafeína, álcool e carboidratos refinados.

Tomar chá de gengibre.

Beber água mineral purificada ou fervida quente.

Kitchari

Kitchari é uma mistura medicinal de grãos e especiarias. É uma dieta completa para corrigir distúrbios digestivos. Algumas receitas incluem arroz basmati branco, mas é mais saudável a alternativa de arroz basmati integral.

A combinação de arroz integral, vegetais e feijões mung desta dieta é uma combinação perfeita de proteína, fibra e carboidratos vitais.

Benefícios desta dieta

Estimula as enzimas digestivas.

Elimina toxinas profundamente enraizadas dentro dos tecidos.

Elimina o gás e o inchaço do abdômen.

Melhora a imunidade.

Quebra as toxinas.

Desbloqueia os canais internos do corpo.

Elimina a sonolência mental

Receita

A receita Kitchari deve ser cozida fresca todas as manhãs e consumida durante todo o dia.

Ingredientes:

1 xícara de arroz basmati inteiro (lavado 7 vezes)

1 xícara de lentilha amarela mung dividida (lavada 7 vezes). Usar apenas estas lentilhas, porque eliminam em vez de causar o gás.

1 pimenta verde picada

1 colher de sopa de manteiga ghee

1 colher de chá de sementes de mostarda

1 colher de chá de açafrão, erva-doce, cominho e coentro em pó

1 pedaço grande de gengibre fresco, picado finamente

1 pitada de asafoetida ou hing

3-4 cravos

3-4 vagens de cardamomo

3 litros de água quente fervida

1-2 vegetais finamente picados (repolho chinês, espargos, feijão verde, batata-doce, abóbora, abobrinha, rabanetes, espinafre, vegetais de folhas verdes)

Preparação:

Limpar cuidadosamente o arroz para remover qualquer pedra. Lavar separadamente, com pelo menos duas mudanças de água. Colocar o arroz basmati e as lentilhas mung em uma tigela. Esfregar a mistura entre as mãos por 30 segundos. Escorrer a água e repetir a ação anterior sete vezes, até que a água saia clara.

Aquecer uma colher de sopa de ghee em fogo médio. Adicionar as sementes de mostarda e fritar. Adicionar a pimenta verde, a raiz fresca do gengibre e as outras especiarias e vegetais.

A cúrcuma deve ser adicionada por último. Fritar a mistura por um minuto.

Agora adicionar todo o arroz basmati e as lentilhas mung à mistura e mexer a fogo médio por um minuto. Adicionar os três litros de água fervida quente, cobrir e cozinhar por 30 minutos.

Sopa de rabanete

A sopa de rabanete é um removedor de toxinas muito potente. Queima toxinas, melhora a digestão e elimina o muco.

Ingredientes:

Alguns rabanetes picados

1 colher de chá de pimenta verde ou pimenta preta em pó

1 colher de chá de manteiga ghee

Preparação:

Aquecer a manteiga ghee.

Fritar mexendo a pimenta preta ou chile em pó por um minuto.

Adicionar os rabanetes picados e fritar mexendo por um minuto.

Colocar quatro xícaras de água para ferver.

Adicionar a água fervida à mistura e deixar cozinhar. A sopa de rabanete deve ser cozida até ficar cremosa.

Plantas de Desintoxicação

Tomar a seguinte fórmula de poderosas ervas de desintoxicação, que contém apenas ervas puras e potentes. Quebra e remove as toxinas profundamente enraizadas em tecidos, órgãos e células.

Misturar as seguintes ervas e tomar 1 colher de chá 3 vezes ao dia antes das refeições, seguido de um quarto de xícara de água morna:

5 gramas de pó de Chitrak (Plumbago zeylanica)

10 gramas de pó de Chitrak

20 gramas de pó de Triphala

20 gramas de pó de Guggulu

25 gramas de pó de Guduchi

Estilo de Vida de Desintoxicação e Meditação

Durante o programa de desintoxicação Ayurveda, é muito importante seguir os seguintes princípios como parte de sua rotina diária:

Evitar ambientes com ar-condicionado.

Evite exercícios excessivos.

Evitar tensão mental e emocional excessiva.

Evitar se sentar ou dormir em camas ou cadeiras duras.

Evitar falar excessivamente.

Evitar o álcool, drogas e tabagismo.

Evitar a exposição a ruídos altos.

Evitar muita exposição à televisão e aos computadores.

Evitar o excesso de trabalho e dormir muito tarde.

Respire ar fresco, mas evite os ventos diretos frios a todo custo.

Tomar de 10 a 20 minutos de luz solar por todo o corpo.

Tomar banho com água morna/quente.

Dormir cedo e acordar ao amanhecer.

Ao ter movimentos intestinais, sentar no vaso sanitário e usar um banquinho sob os pés.

Ter uma ação intestinal completa.

Descansar completamente, fisicamente, mentalmente e sexualmente.

Raspar a língua com um raspador de língua de atrais para à frente várias vezes ao dia para remover qualquer parte branca na língua.

Usar fio dental e escovar, pode usar bicarbonato ou creme dental de ervas.

Gargarejar durante um minuto com óleo de gergelim e depois cuspir.

Tomar banho antes do jantar ou antes de dormir.
Nunca tomar banho imediatamente depois de comer.

Meditar durante 10 minutos antes de dormir.
Concentre-se nos piores sintomas de doença no
corpo. Isso eliminará a dor e o sofrimento, além de
melhorar sua própria cura.

Dormir no seu lado esquerdo com a cabeça voltada
para o sul e os pés voltados para o norte.

NOTA:

Tomo 2 à venda

Limitação de Responsabilidade

O autor não assume a responsabilidade pelos erros, omissões ou interpretação contrário do assunto deste livro.

Tenha em conta que as diretrizes ou recomendações aqui presentes não substituem totalmente os conselhos do médico. Você aceita que faz uso de parte ou de toda a informação deste livro por sua conta e risco. O autor não será responsável por qualquer dano que possa resultar seguindo os conselhos deste livro.

Se você está usando medicamentos ou você tem dúvidas dos conselhos deste livro, consulte imediatamente a seu doutor!